Guia Nutricional em Oncologia
Receitas Saudáveis

NUTRIÇÃO

A Ciência e a Arte de Ler Artigos Científicos – Braulio Luna Filho
A Saúde Brasileira Pode Dar Certo – Lottenberg
Administração Aplicada às Unidades de Alimentação e Nutrição – Teixeira
Adolescência... Quantas Dúvidas! – Fisberg e Medeiros
Aleitamento Materno 2. ed. – Dias Rego
Alergias Alimentares – De Angelis
Alimentos – Um Estudo Abrangente – Evangelista
Alimentos com Alegação Diet ou Light – Freitas
Alimentos e Sua Ação Terapêutica – Andréia Ramalho
Aspectos Nutricionais no Processo do Envelhecimento – Busnello
Avaliação Nutricional: Aspectos Clínicos e Laboratoriais – Goulart Duarte
Bioquímica da Nutrição – Palermo
Biossegurança em Unidade de Alimentação e Nutrição – Valle e Marques
Chefs do Coração – Ramires
Coluna: Ponto e Vírgula 7. ed. – Goldenberg
Como Cuidar do Seu Coração – Mitsue Isosaki e Adriana Lúcia Van-Erven Ávila
Controle Sanitário dos Alimentos 3. ed. – Riedel
Cuidados Paliativos – Diretrizes, Humanização e Alívio de Sintomas – Franklin Santana
Dicionário Brasileiro de Nutrição – Asbran
Dicionário Técnico de Nutrição – Evangelista
Dieta, Nutrição e Câncer – Dan
Epidemiologia 2. ed. – Medronho
Fisiologia da Nutrição Humana Aplicada – De Angelis
Fome Oculta – Andréia Ramalho
Fome Oculta – Bases Fisiológicas para Reduzir Seu Risco através da Alimentação Saudável – De Angelis
Fundamentos de Engenharia de Alimentos – Série Ciência, Tecnologia, Engenharia de Alimentos e Nutrição – Vol. 5 – Maria Angela de Almeida Meireles e Camila Gambini Pereira
Fundamentos de Nutrição para Engenharia e Tecnologia em Alimentos – Ana Flávia Oliveira e Janesca Alban Roman
Guia Básico de Terapia Nutricional – Dan
Guia de Aleitamento Materno 2. ed. – Dias Rego
Guia de Consultório – Atendimento e Administração – Carvalho Argolo
Importância de Alimentos Vegetais na Proteção da Saúde 2. ed. – De Angelis
Integração Hormonal do Metabolismo Energético – Poian e Alves
Interpretação de Exames Bioquímicos – Carvalho Costa
Leite Materno – Como Mantê-lo Sempre Abundante 2. ed. – Bicalho Lana
Liga de Controle do Diabettes – Lottenberg
Manual de Dietoterapia e Avaliação Nutricional do Serviço de Nutrição e Dietética do Instituto do Coração (HC-FMUSP) – 2. ed. – Mitsue Isosaki
Manual de Estrutura e Organização do Restaurante Comercial – Lobo
Manual de Terapia Nutricional em Oncologia do ICESP
Microbiologia dos Alimentos – Gombossy e Landgraf
Nutrição do Recém-nascido – Feferbaum
Nutrição e Síndrome Metabólica – Fernanda Michielin Busnello e Catarina Bertaso Andreatta Gottschall
Nutrição Estética – Aline Petter Schneider
Nutrição Humana – Autoavaliação e Revisão – Olganê
Nutrição Oral, Enteral e Parenteral na Prática Clínica 4. ed. (2 vols.) – Dan Linetzky Waitzberg
Nutrição, Fundamentos e Aspectos Atuais 2. ed. – Tirapegui
Nutrição e Metabolismo Aplicados à Atividade Motora – Lancha Jr.
Nutrição, Metabolismo e Suplementação na Atividade Física – Tirapegui
Nutrição, Metabolismo e Suplementação na Atividade Física – segunda. edição – Tirapegui

Outros livros de interesse

O Livro de Estímulo à Amamentação – Uma Visão Biológica, Fisiológica e Psicológico-Comportamental da Amamentação – Bicalho Lana
O que Você Precisa Saber sobre o Sistema Único de Saúde – APM-SUS
Os Chefs do Coração – InCor
Planejamento Estratégico de Cardápios para a Gestão de Negócios em Alimentação 2. ed. – Márcia Regina Reggiolli
Politica Públicas de Saúde Interação dos Atores Sociais – Lopes
Protocolos Clinicos para Assistência Nutricional em Cardiologia e Pneumologia – HCFMUSP – Isosaki, Vieira e Oliveira
Puericultura – Princípios e Prática: Atenção Integral à Saúde da Criança 2. ed. – Del Ciampo
Receitas para Todos – Economia Doméstica em Tempo de Crise – Bagaços, Cascas, Folhas, Sementes, Sobras e Talos – Sara Bella Fuks e Maria Auxiliadora Santa Cruz Coelho
Riscos e Prevenção da Obesidade – De Angelis
Série Atualizações Pediátricas – SPSP (Soc. Ped. SP)
Vol. 2 – Gastroenterologia e Nutrição – Palma
Vol. 4 – O Recém-nascido de Muito Baixo Peso 2. ed. – Helenilce P.F. Costa e Sergio T. Marba
Vol. 6 – Endocrinologia Pediátrica – Calliari
Vol. 8 – Tópicos Atuais de Nutrição Pediátrica – Cardoso
Série Ciência, Tecnologia, Engenharia de Alimentos e Nutrição
Vol. 3 – Fundamentos de Tecnologia de Alimentos – Baruffaldi e Oliveira
Série Manuais Técnicos para o Restaurante Comercial
Vol. 1 - Estrutura e Organização do Restaurante Comercial – Lôbo
Série Terapia Intensiva – Knobel
Vol. 6 – Nutrição
Sociedade Brasileira de Cirurgia Bariátrica – Cirurgia da Obesidade – Garrido
Tabela Centesimal de Alimentos Diet e Light – Ribeiro Benevides
Tabela de Bolso de Calorias para Dietas – Braga
Tabela de Composição Química dos Alimentos 9. ed. – Franco
Tabela para Avaliação de Consumo Alimentar em Medidas Caseiras 5. ed. – Benzecry
Técnica Dietética – Pré-preparo e Preparo de Alimentos – Manual de Laboratório – segund. edição – Camargo
Tecnologia de Alimentos 2. ed. – Evangelista
Tecnologia de Produtos Lácteos Funcionais – Maricé Nogueira de Oliveira
Temas em Nutrição – SPSP – Cardoso
Terapia Nutricional do Paciente Crítico – Uma Visão Pediátrica – Pons Telles
Terapia Nutricional Enteral e Parenteral – Simone Morelo Dal Bosco
Transtornos Alimentares – Natacci Cunha
Um Guia para o Leitor de Artigos Científicos na Área da Saúde – Marcopito Santos

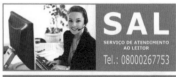

Guia Nutricional em Oncologia
Receitas Saudáveis

Editoras

Ana Paula Noronha Barrére
Nutricionista Clínica Sênior do Centro de Oncologia
e Hematologia do Hospital Israelita Albert Einstein.
Mestre em Ciências da Saúde pelo Instituto Israelita
de Ensino e Pesquisa Albert Einstein.
Especialista em Nutrição Hospitalar Geral pelo
Instituto Central do Hospital das Clínicas da
Faculdade de Medicina de São Paulo (ICHC-FMUSP).
Especialista em Nutrição Parenteral e Enteral pela Sociedade
Brasileira de Nutrição Parenteral e Enteral – SBNPE/BRASPEN.
Especialista em Nutrição Funcional pela VP Consultoria Nutricional.
Membro da *Academy of Nutrition and Dietetics*.

Rosana Maria Cardoso
Nutricionista Clínica Sênior do Centro de Diálise
do Hospital Israelita Albert Einstein.
Especialista em Nutrição em Saúde Pública pela
Universidade Federal de São Paulo (UNIFESP).
Especialista em Nutrição Clínica pela Associação
Brasileira de Nutrição (ASBRAN).
Especialista em Nutrição Funcional pela
VP Consultoria Nutricional.

Sílvia Maria Fraga Piovacari
Nutricionista Graduada pelo Centro Universitário São Camilo.
Coordenadora de Nutrição Clínica do Hospital Israelita Albert Einstein.
Coordenadora Técnico-administrativa da Equipe Multiprofissional
de Terapia Nutricional do Hospital Israelita Albert Einstein.
Coordenadora da Pós-graduação em Nutrição Hospitalar –
Instituto Israelita de Ensino e Pesquisa Albert Einstein.
Especialista em Nutrição Clínica pela Associação Brasileira de
Nutrição – ASBRAN e pelo Centro Universitário São Camilo.
Especialista em Nutrição Parenteral e Enteral pela Sociedade
Brasileira de Nutrição Parenteral e Enteral – SBNPE/BRASPEN.
MBA Executivo em Gestão de Saúde Einstein – INSPER
com Extensão Internacional em Barcelona – Espanha.

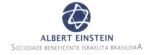
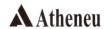

EDITORA ATHENEU

São Paulo – Rua Jesuíno Pascoal, 30
Tel.: (11) 2858-8750
Fax: (11) 2858-8766
E-mail: atheneu@atheneu.com.br
Rio de Janeiro – Rua Bambina, 74
Tel.: (21) 3094-1295
Fax: (21) 3094-1284
E-mail: atheneu@atheneu.com.br
Belo Horizonte – Rua Domingos Vieira, 319-conj. 1.104

Sem autorização escrita, nenhuma parte do livro poderá, de forma alguma, ser reproduzida (seja por fotocópia, microfilme ou outro método), nem ser adaptada, reproduzida ou distribuída mediante aplicação de sistemas eletrônicos, estando o infrator sujeito às penalidades previstas no Código Penal, a saber: reclusão de um a quatro anos.

Produção Editorial: Rose Módolo
Capa: Equipe Atheneu

**CIP-BRASIL. CATALOGAÇÃO NA PUBLICAÇÃO
SINDICATO NACIONAL DOS EDITORES DE LIVROS, RJ**

B258g

Barréré, Ana Paula Noronha
Guia nutricional em oncologia : receitas saudáveis / Ana Paula Noronha Barrére, Rosana Maria Cardoso, Sílvia Maria Fraga Piovacari. - 1. ed. - Rio de Janeiro : Atheneu, 2017.
: il.

Inclui bibliografia
ISBN 978-85-388-0814-5

1. Câncer - Aspectos nutricionais. 2. Câncer - Dietoterapia. I. Cardoso, Rosana Maria. II. Piovacari, Sílvia Maria Fraga. III. Título.

17-43602
CDD: 616.9940654
CDU: 616-006:613.29

BARRÉRE, A. P. N.; CARDOSO, R. M.; PIOVACARI, S. M. F.
Guia Nutricional em Oncologia – Receitas Saudáveis

© Direitos reservados à EDITORA ATHENEU – São Paulo, Rio de Janeiro, Belo Horizonte, 2017.

AUTORES

Ana Paula Noronha Barrére
Nutricionista Clínica Sênior do Centro de Oncologia e Hematologia do Hospital Israelita Albert Einstein. Mestre em Ciências da Saúde pelo Instituto Israelita de Ensino e Pesquisa Albert Einstein. Especialista em Nutrição Hospitalar Geral pelo Instituto Central do Hospital das Clínicas da Faculdade de Medicina de São Paulo (ICHC-FMUSP). Especialista em Nutrição Parenteral e Enteral pela Sociedade Brasileira de Nutrição Parenteral e Enteral – SBNPE/BRASPEN. Especialista em Nutrição Funcional pela VP Consultoria Nutricional. Membro da Academy of Nutrition and Dietetics.

Franciele Corcino Saito
Nutricionista Pleno do Hospital Israelita Albert Einstein. Graduada pelo Centro Universitário São Camilo. Gastrônoma pela Universidade Anhembi Morumbi. Especialista em Gestão de Qualidade em Alimentos e Serviços pelo Centro Universitário São Judas Tadeu.

Juliana Mayumi Iwakura
Nutricionista. Residência Multiprofissional em Oncologia pelo Hospital Israelita Albert Einstein. Especialista em Nutrição Clínica pelo GANEP – Nutrição Humana. Pós-graduada em Oncologia pelo Instituto Israelita de Ensino e Pesquisa Albert Einstein.

Luana Cristina de Almeida Silva
Nutricionista Residente do Programa de Residência Multiprofissional em Oncologia do Hospital Israelita Albert Einstein. Graduada pela Universidade Federal de São Paulo (UNIFESP). Mestre em Ciências pelo Programa de Pós-graduação em Psicobiologia da UNIFESP. Especialista em Oncologia pelo Instituto de Ensino e Pesquisa do Hospital Israelita Albert Einstein.

Luci Uzelin
Coordenadora do Serviço de Alimentação do Hospital Israelita Albert Einstein. Graduada em Nutrição pela Universidade de Mogi das Cruzes.Especialista em Nutrição Clínica pelo Centro Universitário São Camilo. Especialista em Nutrição em Cardiologia pela Sociedade de Cardiologia do Estado de São Paulo.MBA em Gastronomia pela Universidade Anhembi Morumbi.

Márcia Tanaka
Nutricionista Clínica do Centro de Oncologia e Hematologia do Hospital Israelita Albert Einstein.Especialista em Nutrição Parenteral e Enteral pela Sociedade Brasileira de Nutrição Parenteral e Enteral SBNPE/BRASPEN.Especialista em Nutrição Clínica pela Associação Brasileira de Nutrição (ASBRAN).Especialista em Oncologia pelo Instituto Israelita de Ensino e Pesquisa Albert Einstein. Especialista em Doenças Crônico-degenerativas pelo Instituto Israelita de Ensino e Pesquisa Albert Einstein.

Mariana Nicastro
Nutricionista Clínica do Hospital Israelita Albert Einstein. Especialista em Oncologia Multiprofissional pelo Instituto Israelita de Ensino e Pesquisa Albert Einstein. Especialista em Nutrição Clínica e Terapia Nutricional pelo GANEP – Nutrição Humana.

Rosana Maria Cardoso
Nutricionista Clínica Sênior do Centro de Diálise do Hospital Israelita Albert Einstein. Especialista em Nutrição em Saúde Pública pela Universidade Federal de São Paulo (UNIFESP). Especialista em Nutrição Clínica pela Associação Brasileira de Nutrição (ASBRAN). Especialista em Nutrição Funcional pela VP Consultoria Nutricional.

Samir Quaresma Moreira
Chef de Cozinha do Hospital Israelita Albert Einstein. Gastrônomo pelo Centro Universitário Monte Serrat. Especialista em Segurança Alimentar e Gestão de Qualidade pelo Centro Universitário Monte Serrat.

Sandra Regina Perez Jardim A. Souza
Nutricionista Sênior do Serviço de Alimentação do Hospital Israelita Albert Einstein.Graduada em Nutrição pela Universidade Bandeirantes de São Paulo. Especialista em Nutrição Clínica pelo Centro Universitário São Camilo. Lean Belt na Metodologia Lean Six Sigma.

Sílvia Maria Fraga Piovacari
Nutricionista Graduada pelo Centro Universitário São Camilo. Coordenadora de Nutrição Clínica do Hospital Israelita Albert Einstein. Coordenadora Técnico-administrativa da Equipe Multiprofissional de Terapia Nutricional do Hospital Israelita Albert Einstein. Coordenadora da Pós-graduação em Nutrição Hospitalar – Instituto Israelita de Ensino e Pesquisa Albert Einstein. Especialista em Nutrição Clínica pela Associação Brasileira de Nutrição – ASBRAN e pelo Centro Universitário São Camilo. Especialista em Nutrição Parenteral e Enteral pela Sociedade Brasileira de Nutrição Parenteral e Enteral – SBNPE/BRASPEN. MBA Executivo em Gestão de Saúde Einstein – INSPER com Extensão Internacional em Barcelona – Espanha.

Thais Eliana Carvalho de Lima
Nutricionista do Hospital Israelita Albert Einstein. Especialista em Nutrição nas Doenças Crônicas Não Transmissíveis pelo Instituto Israelita de Ensino e Pesquisa Albert Einstein. Docente do Curso de Pós-graduação em Nutrição Hospitalar do Instituto Israelita de Ensino e Pesquisa Albert Einstein.

SUMÁRIO

Capítulo 1 Oficinas de nutrição *1*

Capítulo 2 Sucos e suchás *5*

Capítulo 3 Lanches saudáveis *17*

Capítulo 4 Ervas e especiarias *25*

Capítulo 5 Suplementos artesanais *43*

Capítulo 6 Sopas *53*

Capítulo 7 Papel dos óleos e gorduras na alimentação *65*

Capítulo 8 Cereais integrais *73*

Capítulo 9 Receitas refrescantes *83*

Capítulo 10 Sobremesas *95*

Apêndice Conheça a composição e a função dos nutrientes *101*

Leitura recomendada *113*

1

OFICINAS DE NUTRIÇÃO

O PROJETO

Dificuldades relacionadas à alimentação são frequentes entre os pacientes com câncer. Questões referentes à própria doença ou aos efeitos adversos dos tratamentos (quimioterapia, radioterapia, transplante de células-tronco hematopoiéticas ou cirurgias) podem contribuir na diminuição da ingestão alimentar e impactar negativamente no estado nutricional.

Com o objetivo de auxiliar na melhora da qualidade de vida dos pacientes e seus familiares, nasceu no Hospital Israelita Albert Einstein, em 2009, o projeto *oficinas culinárias*, organizado pela equipe de nutrição.

Estas atividades envolvem elaboração de receitas pelos nutricionistas da oncologia em parceria com o *chef* de cozinha, demonstração das preparações ao público (pacientes, familiares, cuidadores e colaboradores) e aulas sobre alimentação saudável e benefícios nutricionais dos alimentos apresentados. Todos os participantes têm a oportunidade de degustar as preparações e receber material informativo com o conteúdo das aulas, informações sobre o tema e as tão apreciadas receitas.

As aulas têm por finalidade atender as necessidades dos pacientes, incentivando o diálogo, melhorando a aceitação alimentar e proporcionando de forma descontraída e lúdica um processo educacional do paciente, familiares e cuidadores, além de rica troca de experiências.

Para este livro foram selecionadas algumas preparações utilizadas desde a primeira oficina, organizadas por tema e com o cálculo do seu valor nutricional.

As receitas podem ser facilmente adaptadas às necessidades e realidade social de cada serviço.

Precaução: Se você estiver realizando algum tratamento específico, consulte seu médico e/ou nutricionista antes de consumir qualquer alimento que seja diferente do seu hábito alimentar.

CUIDADOS COM A SELEÇÃO E O PREPARO DOS ALIMENTOS: A IMPORTÂNCIA DAS BOAS PRÁTICAS DENTRO DA COZINHA

Os cuidados com a seleção e preparo dos alimentos são imprescindíveis à saúde, especialmente a dos pacientes oncológicos, que podem apresentar alterações no que se refere a imunidade e resistência do organismo. Antes de adquirir ou consumir qualquer alimento é importante respeitar as regras a seguir:

- Observar a procedência e qualidade dos alimentos.
- As frutas e os vegetais (verduras, legumes) deverão ser lavados em água corrente, individualmente, retirando as partes estragadas e o resíduo orgânico. Realizar desinfecção, colocar em imersão em água clorada (cloro orgânico ou hipoclorito de sódio), utilizando a concentração entre 100 e 200 ppm, por 15 minutos ou conforme instrução do fabricante. Enxaguar com água potável e deixar escorrer os resíduos.
- Cozinhar bem os alimentos.
- Consumir imediatamente os alimentos cozidos.
- Armazenar cuidadosamente os alimentos cozidos em recipientes próprios e refrigerados (abaixo de 10ºC).
- Reaquecer bem os alimentos cozidos. Essa medida visa eliminar possíveis microrganismos que tenham se proliferado durante o armazenamento. O bom reaquecimento implica que todas as partes do alimento atinjam a temperatura entre 70 e 74ºC.
- Higienizar as mãos constantemente.

- Certificar-se de que todos os utensílios e a superfície de preparo dos alimentos estejam sempre bem higienizados.
- Antes de iniciar o preparo ou manipulação dos alimentos, pulverizar a superfície de contato onde eles serão manipulados com álcool a 70% ou solução clorada a 200 ppm. Deixar secar naturalmente.
- Evitar o contato entre alimentos crus e cozidos.
- Manter os alimentos cobertos (fora do alcance de insetos).

RECEITAS DAS OFICINAS DE NUTRIÇÃO

Os temas abordados neste livro, com receitas e suas características nutricionais são:

- sucos e suchás;
- lanches saudáveis;
- ervas e especiarias;
- suplementos artesanais;
- sopas;
- papel dos óleos e gorduras na alimentação;
- cereais integrais;
- receitas refrescantes;
- sobremesas.

Cada tema foi apresentado aos pacientes e acompanhantes pelas nutricionistas e *chef* de cozinha no Hospital Israelita Albert Einstein durante as oficinas realizadas desde 2009. Os cálculos nutricionais foram realizados com o Software DietPro®.

2

SUCOS E SUCHÁS

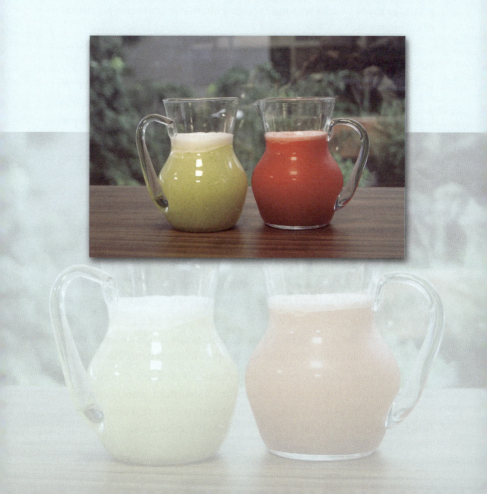

Os sucos elaborados com alimentos naturais e frescos (como frutas e vegetais) além de serem deliciosos também fornecem muitos benefícios à saúde.

Frutas e vegetais são fontes de vitaminas, minerais e compostos antioxidantes que possuem importante papel na proteção contra os radicais livres, substâncias que podem agredir as células do corpo e colaborarem para o envelhecimento e desenvolvimento de vários danos ao organismo, entre eles doenças cardíacas, cânceres, artrite, envelhecimento precoce etc. Os antioxidantes também são necessários para a cicatrização e reparo dos tecidos do corpo.

As combinações para o preparo dos sucos são infinitas, dezenas de ingredientes entre frutas, vegetais e complementos. Deixe a imaginação fluir!

Para os indivíduos que apresentam baixo consumo de frutas e vegetais, os sucos podem ser uma excelente alternativa para complementar sua alimentação.

As ervas e especiarias por suas propriedades medicinais são bem-vindas na associação com sucos, além de acrescentarem aquele sabor especial à preparação.

Por conterem uma quantidade significativa de frutose, mesmo que não haja adição de açúcar, os sucos de frutas devem ser utilizados com cautela por pacientes que necessitem de controle da glicemia (açúcar no sangue).

São receitas de fácil preparo e digestão, constituindo uma forma rápida de obtenção de nutrientes e energia para o organismo.

Os suchás são outras preparações também muito fáceis de realizar e podem dar um sabor todo especial e diferenciado na alimentação. São combinações de sucos de hortaliças ou frutas com os chás. A combinação de sucos de frutas e/ou verduras com chás pode ser utilizada como forma terapêutica ou pelo próprio prazer que a bebida oferece.

Tomar um bom chá, seja preto, verde, de ervas, de flores, de frutas ou raízes, é um hábito primariamente ligado ao prazer, ao conforto e ao convívio pessoal.

O chá é uma das bebidas mais consumidas no mundo e é fonte de flavonoides (que são compostos bioativos que podem trazer benefícios à saúde).

É muito provável que o hábito de consumir chás seja o resultado de muitas tentativas feitas pelos humanos para identificar plantas com propriedades benéficas para a saúde. Segundo a lenda chinesa, a descoberta da bebida remontaria a 5.000 anos a.C., quando o imperador Shen Nong, que fervia água para purificá-la, observou algumas folhas levadas pelo vento depositarem nessa água fervente. Intrigado com a cor e o aroma delicioso que emanava da mistura, decidiu prová-la e surpreendeu ao descobrir uma bebida ao mesmo tempo rica em aromas e com muitas virtudes.

FORMAS DE PREPARO

Os chás são preparados, em geral, por meio de infusão ou decocção, de acordo com a parte da planta que será utilizada na receita.

- Infusão: é o tradicional "chá" preparado em casa. Na verdade, o chá é o nome característico de um tipo de planta, a *Camellia sinensis*, que dá origem ao chá preto, chá verde e chá branco. A temperatura ideal da água para o seu preparo é de 80 a 100ºC ou quando começar a subir as primeiras bolhas de ar da panela ao ferver a água. Para preparar a infusão de 1 xícara de chá (150 a 200 mL), despeja-se a água fervente em um recipiente juntamente com até 2 colheres de chá de planta seca ou 1 colher de chá da planta fresca. Abafa-se por 5 a 10 minutos.
- Decocção: é o processo de cozimento das plantas medicinais. Essa técnica é utilizada para plantas de natureza mais lenhosa como casca, raiz e folhas muito duras. Para cada xícara de chá (150 a 200 mL), utilizam-se 10 partes de planta. Ferver em fogo baixo por 2 minutos para folhas, 7 minutos para raízes ou 10 minutos para a planta toda. Depois deixar em repouso por 10 a 15 minutos.

RECEITAS

Limonada com gengibre

Ingredientes:

- 250 mL de água gelada
- 1 limão médio (67 g)
- 1 colher (café) de gengibre ralado (0,5 g)
- Gelo a gosto

Receita recomendada para:
- Náuseas
- Alteração de paladar
- Diarreia
- Inapetência

Modo de preparo:

Bater todos os ingredientes no liquidificador e servir.

Rendimento: 300 mL

INFORMAÇÃO NUTRICIONAL	
Porção de 200 mL (1 copo)	
Quantidade por porção	
Valor Energético	22 kcal
Carboidratos	5,0 g
Proteínas	0,4 g
Gorduras Totais	0,1 g

Suco de frutas vermelhas

Ingredientes:

- 300 mL de água ou água de coco gelada
- 2 colheres (sopa) de morango (36 g)
- 2 colheres (sopa) de framboesa (60 g)
- 2 colheres (sopa) de amora ou *blueberry* (56 g)
- Gelo a gosto

Receita recomendada para:
- Náuseas
- Alteração de paladar
- Inapetência

Modo de preparo:

Bater todos os ingredientes no liquidificador e servir.

Rendimento: 300 mL

INFORMAÇÃO NUTRICIONAL	
Porção de 200 mL (1 copo)	
Quantidade por porção	
Valor Energético	86 kcal
Carboidratos	17,5 g
Proteínas	2,7 g
Gorduras Totais	0,6 g

Suco de romã e cereja

Ingredientes:

- 1 romã grande madura (282 g)
- 10 cerejas maduras (120 g)
- 300 mL de água gelada
- Gelo a gosto

Receita recomendada para:
- Náuseas
- Alteração de paladar
- Inapetência

Modo de preparo:
Bater todos os ingredientes no liquidificador, coar e servir.

Rendimento: 400 mL

INFORMAÇÃO NUTRICIONAL Porção de 200 mL (1 copo)	
Quantidade por porção	
Valor Energético	120 kcal
Carboidratos	28,5 g
Proteínas	1,2 g
Gorduras Totais	0,2 g

Suco de melancia e canela

Ingredientes:

- 1 xícara (chá) de água gelada (150 mL)
- ½ colher (café) de canela em pó (3 g)
- 1 fatia média de melancia (200 g)
- 1 colher (chá) de mel (12 g)
- Gelo a gosto

Receita recomendada para:
- Náuseas
- Alteração de paladar
- Obstipação
- Inapetência

Modo de preparo:
Bater todos os ingredientes no liquidificador, coar e servir.

Rendimento: 250 mL

INFORMAÇÃO NUTRICIONAL Porção de 200 mL (1 copo)	
Quantidade por porção	
Valor Energético	99 kcal
Carboidratos	22,9 g
Proteínas	1,8 g
Gorduras Totais	0 g

Suco cítrico com manjericão

Ingredientes:

- 2 maçãs grandes (232 g)
- 1 laranja descascada (115 g) ou 300 mL de suco de laranja
- 1 xícara (chá) de acerola (298 g)
- 1 colher (sobremesa) de mel (12 g)
- Folhas de manjericão fresco a gosto
- Gotas de limão a gosto

Receita recomendada para:
- Náuseas
- Alteração de paladar
- Inapetência

Modo de preparo:
Bater todos os ingredientes no liquidificador, coar e servir.

Rendimento: 400 mL

INFORMAÇÃO NUTRICIONAL
Porção de 200 mL (1 copo)

Quantidade por porção	
Valor Energético	247 kcal
Carboidratos	58,1 g
Proteínas	1,7 g
Gorduras Totais	0,8 g

Suco de abacaxi, maracujá e pimenta

Ingredientes:

- 300 mL de água gelada
- 2 fatias médias de abacaxi (216 g)
- ½ polpa de maracujá (60 g)
- ½ colher rasa (café) de pimenta-dedo-de-moça sem semente (2 g)
- Gelo a gosto

Receita recomendada para:
- Náuseas
- Alteração de paladar
- Inapetência

Modo de preparo:
Bater todos os ingredientes no liquidificador, coar e servir.

Rendimento: 500 mL

Capítulo 2 — Sucos e suchás

INFORMAÇÃO NUTRICIONAL	
Porção de 200 mL (1 copo)	
Quantidade por porção	
Valor Energético	58 kcal
Carboidratos	13,7 g
Proteínas	1,2 g
Gorduras Totais	0,6 g

Suco de mexerica com melancia e água de coco

Receita recomendada para:
- Náuseas
- Alteração de paladar
- Obstipação
- Inapetência

Ingredientes:

- ½ mexerica descascada (142 g)
- ½ xícara de melancia sem casca (84 g)
- 1 copo de água de coco gelada (200 mL)
- Gelo a gosto

Modo de preparo:

Bater todos os ingredientes no liquidificador, coar e servir.

Rendimento: 400 mL

INFORMAÇÃO NUTRICIONAL	
Porção de 200 mL (1 copo)	
Quantidade por porção	
Valor Energético	60 Kcal
Carboidratos	14,0 g
Proteínas	1,0 g
Gorduras Totais	0,1 g

Suco de melancia com água de coco e gengibre

Receita recomendada para:
- Náuseas
- Alteração de paladar
- Inapetência

Ingredientes:

- 1 fatia média de melancia (200 g)
- 1 copo americano de água de coco gelada (200 mL)
- 2 fatias finas de gengibre (0,5 g)
- Gelo a gosto

Modo de preparo:
   Bater todos os ingredientes no liquidificador, coar e servir.

Rendimento: 400 mL

INFORMAÇÃO NUTRICIONAL	
Porção de 200 mL (1 copo)	
Quantidade por porção	
Valor Energético	56 kcal
Carboidratos	11,9 g
Proteínas	1,6 g
Gorduras Totais	0,2 g

Suco de laranja com couve e salsa

Ingredientes:

- 300 mL de suco de laranja gelado
- 1 folha de couve-manteiga (30 g)
- 2 colheres de sopa de salsa (18 g)
- Gelo a gosto

Receita recomendada para:
- Náuseas
- Alteração de paladar
- Obstipação
- Inapetência

Modo de preparo:
   Bater todos os ingredientes no liquidificador, coar e servir.

Rendimento: 350 mL

INFORMAÇÃO NUTRICIONAL	
Porção de 200 mL (1 copo)	
Quantidade por porção	
Valor Energético	64 kcal
Carboidratos	14,3 g
Proteínas	2,1 g
Gorduras Totais	0,3 g

Suchá de hortelã, erva-doce e abacaxi

Receita recomendada para:
- Náuseas
- Alteração de paladar
- Inapetência

Ingredientes:
- 1 xícara (chá) de chá de hortelã (150 mL)
- ½ xícara (chá) de chá de erva-doce (75 mL)
- 1 fatia média de abacaxi (75 g)s

Modo de preparo:
Bater todos os ingredientes no liquidificador, coar e servir.

Rendimento: 350 mL

INFORMAÇÃO NUTRICIONAL	
Porção de 200 mL (1 copo)	
Quantidade por porção	
Valor Energético	25 kcal
Carboidratos	6,3 g
Proteínas	0,4 g
Gorduras Totais	0 g

Suchá de erva-cidreira, gengibre e limão

Receita recomendada para:
- Náuseas
- Diarreia
- Alteração de paladar

Ingredientes:
- 2 xícaras (chá) de chá de erva-cidreira (300 mL)
- 4 fatias finas de gengibre (1 g)
- Suco de 1 limão (18 mL)

Modo de preparo:
Bater todos os ingredientes no liquidificador, coar e servir.

Rendimento: 300 mL

INFORMAÇÃO NUTRICIONAL	
Porção de 200 mL (1 copo)	
Quantidade por porção	
Valor Energético	56 kcal
Carboidratos	18,2 g
Proteínas	0,9 g
Gorduras Totais	0,1 g

Suchá verde com pera

Receita recomendada para:
- Náuseas
- Alteração de paladar
- Mucosite/Odinofagia/Esofagite

ingredientes:
- 1 xícara (chá) de chá verde (150 mL)
- 1 pera (166 g)

Modo de preparo:
Bater todos os ingredientes no liquidificador, coar e servir.

Rendimento: 200 mL

INFORMAÇÃO NUTRICIONAL
Porção de 200 mL (1 copo)

Quantidade por porção	
Valor Energético	56 kcal
Carboidratos	14,7 g
Proteínas	0,6 g
Gorduras Totais	0,1 g

Suchá de hibisco, laranja e gengibre

Receita recomendada para:
- Náuseas
- Alteração de paladar
- Inapetência

ingredientes:
- 1 xícara (chá) de chá de hibisco (150 mL)
- ½ copo de suco de laranja (100 mL)
- 2 fatias finas de gengibre (0,5 g)

Modo de preparo:
Bater todos os ingredientes no liquidificador, coar e servir.

Rendimento: 250 mL

INFORMAÇÃO NUTRICIONAL
Porção de 200 mL (1 copo)

Quantidade por porção	
Valor Energético	26 kcal
Carboidratos	6,1 g
Proteínas	0,6 g
Gorduras Totais	0,1 g

Suchá de hibisco e frutas vermelhas

Ingredientes:

- 1 xícara (chá) de chá de hibisco (150 mL)
- 1 colher (sopa) de framboesa (30 g)
- 1 colher (sopa) de amora (28 g)

> Receita recomendada para:
> - Náuseas
> - Alteração de paladar
> - Inapetência

Modo de preparo:
Bater todos os ingredientes no liquidificador, coar e servir.

Rendimento: 200 mL

INFORMAÇÃO NUTRICIONAL	
Porção de 200 mL (1 copo)	
Quantidade por porção	
Valor Energético	31 kcal
Carboidratos	7,5 g
Proteínas	0,7 g
Gorduras Totais	0,2 g

Suchá de canela, maçã e acerola

Ingredientes:

- ½ maçã pequena (82 g)
- 1 acerola (28 g)
- 1 xícara (chá) de chá de canela (150 mL)

> Receita recomendada para:
> - Náuseas
> - Alteração de paladar
> - Inapetência

Modo de preparo:
Bater todos os ingredientes no liquidificador, coar e servir.

Rendimento: 200 mL

INFORMAÇÃO NUTRICIONAL	
Porção de 200 mL (1 copo)	
Quantidade por porção	
Valor Energético	66 kcal
Carboidratos	15,7 g
Proteínas	0,4 g
Gorduras Totais	0,2 g

Suchá de salsa e uva

Ingredientes:
- 1 xícara (chá) de chá gelado de salsa (150 mL)
- ½ xícara de suco de uva (150 mL)
- Gelo a gosto

Receita recomendada para:
- Náuseas
- Alteração de paladar
- Inapetência

Modo de preparo:
Bater todos os ingredientes no liquidificador, coar e servir.

Rendimento: 250 mL

INFORMAÇÃO NUTRICIONAL
Porção de 200 mL (1 copo)

Quantidade por porção	
Valor Energético	70 kcal
Carboidratos	17,6 g
Proteínas	0 g
Gorduras Totais	0 g

Suchá de erva-cidreira, agrião e mexerica

Ingredientes:
- 1 xícara (chá) de chá de erva-cidreira (150 mL)
- ½ xícara (chá) de folhas de agrião (0,4 g)
- ½ mexerica (94 g)

Receita recomendada para:
- Náuseas
- Alteração de paladar
- Obstipação
- Inapetência

Modo de preparo:
Bater todos os ingredientes no liquidificador, coar e servir.

Rendimento: 250 mL

INFORMAÇÃO NUTRICIONAL
Porção de 200 mL (1 copo)

Quantidade por porção	
Valor Energético	31 Kcal
Carboidratos	7,0 g
Proteínas	0,5 g
Gorduras Totais	0,1 g

3
LANCHES SAUDÁVEIS

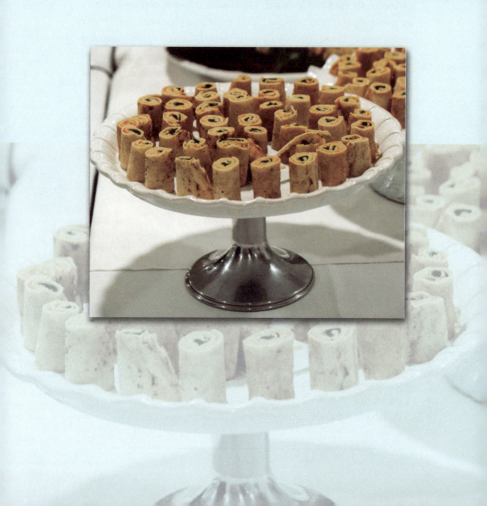

As mudanças no estilo de vida presenciadas nas últimas décadas promoveram o aumento pela procura por alimentação fora de casa e refeições cada vez mais rápidas. Por isso, os sanduíches e os lanches tornaram-se uma forma de obter uma refeição prática, porém nem sempre saudável.

A escolha dos ingredientes desses sanduíches e lanches (bem como a combinação dos mesmos) é importante para torná-los mais nutritivos. Incluir alimentos naturais, de boa qualidade e bom valor nutricional, variando sempre os ingredientes, aumentam as chances de consumir um prato mais saudável e equilibrado (mesmo que na forma de um lanche).

Curiosidades: o sanduíche moderno foi criado por Lord Sandwich John Montagu (que adorava jogos de guerra e os treinava nos tabuleiros e carteados da época). Certa vez, Lord Sandwich ordenou ao seu criado para preparar uma refeição rápida e que não precisasse desprender muito tempo. O seu criado fez a união de duas fatias de pães recheados com carne (bresaola). A população da corte tomou conhecimento do fato, gostou e começou a prepará-los e incluí-los em seus menus. Posteriormente, foi seguida pelos plebeus.

A palavra lanche é proveniente do inglês *lunch* (significa almoço) e a partir dos anos 70 os paulistanos a utilizavam para se referirem às pequenas refeições realizadas durante o dia.

RECEITAS

Hossomaki de peixe

Receita recomendada para:
- Náuseas
- Alteração de paladar
- Inapetência

Ingredientes:
- 2 filés de tilápia ou pescada cozidos/assados e desfiados (170 g)
- 1 colher (café) de sal marinho (1 g)
- 3 colheres (sopa) de pepino (45 g)
- ¼ de manga (50 g)
- 1 copo de iogurte natural batido (170 mL)
- 1 pão folha
- 3 colheres (sopa) de azeite de oliva (45 mL)

Modo de preparo:

    Temperar os filés de peixe com sal, cozinhar ou assar e desfiar. Cortar o pepino e a manga em tiras e reservar. Distribuir uma camada de iogurte batido sobre o pão folha e dispor o peixe desfiado, o pepino, a manga e o azeite. Enrolar o pão como rocambole, cortar pedaços ou rolinhos de 3 cm cada e servir.

Rendimento: 8 rolinhos (50 g/cada).

INFORMAÇÃO NUTRICIONAL Porção de 50 g (1 rolinho)	
Quantidade por porção	
Valor Energético	108 kcal
Carboidratos	5,5 g
Proteínas	5,2 g
Gorduras Totais	7,2 g

Sanduíche de cebola assada

Receita recomendada para:
- Alteração de paladar
- Inapetência

Ingredientes:

- 1 cebola média cortada em tiras (90 g)
- 1 colher (sopa) de azeite de oliva (15 mL)
- 3 unidade de bagel (120 g)
- 3 colheres (sopa) de *cream cheese* (54 g)
- 1 colher (sopa) de *ciboulette* picada (4 g)
- 1 colher (sopa) de salsa crespa picada (4 g)
- 1 colher (chá) de tomilho (2 g)
- 1 colher (chá) de alecrim (2 g)

Modo de preparo:

    Cortar a cebola em tiras (*julienne*). Numa frigideira (*sauteuse*), refogar a cebola no azeite até caramelizar e reservar. Cortar os pães ao meio, distribuir o *cream cheese* sobre as fatias do pão, acrescentar a cebola caramelizada com as ervas picadas e servir.

Rendimento: 3 lanches (com recheio de 40 g/lanche).

INFORMAÇÃO NUTRICIONAL	
Porção de 84 g (1 lanche)	
Quantidade por porção	
Valor Energético	243 kcal
Carboidratos	73,7 g
Proteínas	15,6 g
Gorduras Totais	14,1 g

Sanduíche de frango ao pesto de rúcula

Receita recomendada para:
- Náuseas
- Alteração de paladar
- Obstipação
- Inapetência

Ingredientes:

- 8 fatias de pão de forma integral (200 g)
- 1 xícara (chá) de rúcula (120 g)
- ¼ xícara (chá) de queijo parmesão (30 g)
- ¼ xícara (chá) de nozes (30 g)
- 4 colheres (sopa) de azeite a gosto (60 mL)
- ½ xícara (chá) de peito de frango cozido e desfiado (100 g)
- ½ xícara (chá) de creme de ricota (100 g)
- Sal marinho a gosto

Modo de preparo:

Bater no liquidificador a rúcula, o queijo, o sal, as nozes e o azeite até obter a consistência de uma pasta e reservar. Fazer uma pasta com o frango desfiado, o creme de ricota e o pesto. Montar os lanches com 3 colheres de sopa do recheio em cada lanche.

Rendimento: 4 lanches (com 80 g de recheio/lanche).

INFORMAÇÃO NUTRICIONAL	
Porção de 130 g (1 unidade)	
Quantidade por porção	
Valor Energético	301 kcal
Carboidratos	24,5 g
Proteínas	19,0 g
Gorduras Totais	26,5 g

Sanduíche de *homus*

Ingredientes:

- 1 ½ xícara (chá) de grão-de-bico cozido (200 g)
- 1 colher (sopa) de *tahine* (15 g)
- ½ xícara (chá) de azeite de oliva (120 mL)
- Suco de 1 limão (18 mL)
- 1 colher (chá) de sal marinho (3 g)
- 1 dente de alho
- 2 pães sírios
- ½ cenoura ralada (50 g)
- Agrião a gosto

Receita recomendada para:
- Náuseas
- Alteração de paladar
- Obstipação
- Inapetência

Modo de preparo (*homus*):
Bater no liquidificador o grão-de-bico cozido com o *tahine*, azeite, limão, sal e o dente de alho e reservar.

Modo de preparo (sanduíche):
Cortar o pão ao meio e passar uma camada do *homus* nas duas metades do pão. Salpicar a cenoura ralada e o agrião sobre o *homus* e adicionar um fio de azeite. Cortar em quatro fatias, colocar em um prato e servir.

Rendimento: 4 lanches (com recheio de 60 g/lanche).

INFORMAÇÃO NUTRICIONAL Porção de 90 g (1 ½ unidade)	
Quantidade por porção	
Valor Energético	549 kcal
Carboidratos	51,0 g
Proteínas	14,8 g
Gorduras Totais	35,2 g

Mini-hambúrguer de proteína de soja

Ingredientes:

- ½ xícara (chá) de caldo de legumes (100 mL)
- 1 pacote de proteína de soja escura (250 g)

Receita recomendada para:
- Náuseas
- Alteração de paladar
- Inapetência

- 2 ovos (100 g)
- ½ xícara (chá) de farinha de rosca (50 g)
- ½ cebola média picada (50 g)
- ½ xícara (chá) de salsão laminado (50 g)
- 2 colheres (sopa) de molho de soja (shoyo) (30 mL)

Modo de preparo:

Pré-aquecer o forno a 180ºC (temperatura média). Aquecer o caldo de legumes e hidratar a proteína de soja. Misturar todos os ingredientes e enformar como mini-hambúrguer.

Dispor os mini-hambúrgueres em uma forma untada e levar ao forno para assar por 20 minutos.

Rendimento: 10 unidades (80 g/cada)

INFORMAÇÃO NUTRICIONAL	
Porção de 80 g (1 unidade)	
Quantidade por porção	
Valor Energético	122 kcal
Carboidratos	6,5 g
Proteínas	22,4 g
Gorduras Totais	1,8 g

Pão baguete com caponata

Receita recomendada para:
- Náuseas
- Alteração de paladar
- Obstipação
- Inapetência

Ingredientes:
- 1 berinjela cortada em cubos pequenos (200 g)
- 1 abobrinha brasileira cortada em cubos pequenos (200 g)
- ½ pimentão vermelho; ½ pimentão amarelo; ½ pimentão verde cortados em cubos pequenos (100 g)
- ½ cebola média cortada em cubos pequenos (60 g)
- 4 colheres (sopa) de azeite de oliva (60 mL)
- 1 colher (sopa) de tomilho (4 g)
- 1 colher (sopa) de orégano (4 g)
- 1 colher (chá) de sal marinho (2 g)
- 1 colher (café) de pimenta-do-reino (1 g)
- 3 baguetes com gergelim (450 g)

Modo de preparo:

Pré-aquecer o forno a 200°C (temperatura alta). Refogar a cebola em um pouco de azeite e reservar. Em uma assadeira, colocar todos os ingredientes e acrescentar a cebola refogada. Levar ao forno pré-aquecido e assar por cerca de 40 minutos. Esperar esfriar. Cortar as baguetes ao meio, rechear com a caponata e servir.

Rendimento: 3 lanches de 390 g com 140 g de recheio/cada.

INFORMAÇÃO NUTRICIONAL	
Porção de 390 g (1 unidade)	
Quantidade por porção	
Valor Energético	373 kcal
Carboidratos	158,0 g
Proteínas	149,2 g
Gorduras Totais	167,0 g

Sanduíche doce

Receita recomendada para:
- Alteração de paladar
- Inapetência

Ingredientes:

- 1 pão australiano (30 g)
- 2 fatias de queijo camembert ou brie (10 g)
- 1 colher (sopa) de fatias de frutas (maçã, manga, damasco) (15 g)
- 1 colher (café) de mel (5 mL)

Modo de preparo:

Cortar o pão ao meio, dispor as fatias do queijo sobre o pão.

Colocar as frutas e regar com o mel. Servir.

Rendimento: 1 lanche de 75 g

INFORMAÇÃO NUTRICIONAL	
Porção de 75 g (1 unidade)	
Quantidade por porção	
Valor Energético	188 kcal
Carboidratos	32,5 g
Proteínas	6,6 g
Gorduras Totais	4,0 g

4
ERVAS E ESPECIARIAS

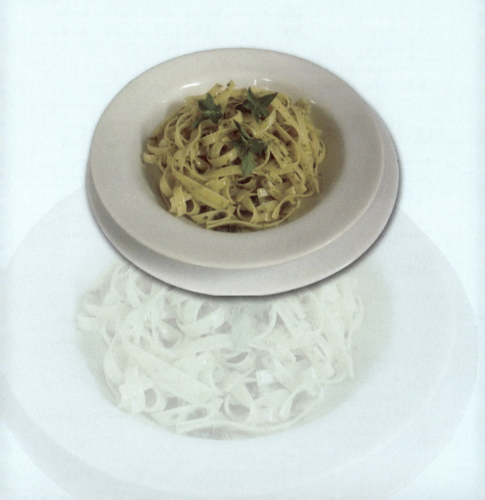

De valor inestimável na cozinha, as ervas e especiarias dão aos pratos sabor especial e personalidade étnica.

Seu uso é conhecido desde os tempos remotos. Os egípcios as usavam em banhos, no preparo de perfumes agregados a azeites, nos alimentos, em remédios, em ânforas para perfumar os salões e para embalsamar faraós. Elas influenciaram a sociedade, a economia e ainda serviam ao homem como pagamento e troféus em competições esportivas que ocorriam na antiga Grécia (coroa de louros). Com o advento das navegações, foi difundido pelos mercadores, hoje italianos (venezianos e genoveses), o uso delas por toda a Europa. Reis e nobres da época começaram a buscar cozinheiros para utilizá-las. As especiarias chegavam de toda a parte do oriente (Constantinopla, Índia, China, Paquistão etc.) e inspiravam o imaginário de quem as apreciavam, e ainda regalavam aos convivas nos jantares e festas.

O fascínio pelo uso das ervas e especiarias na cozinha transformaram homens em "deuses", pelo memorável prazer a que eram submetidos os convidados.

Além de utilizadas na culinária com fins de tempero e de conservação de alimentos, as especiarias eram utilizadas na preparação de óleos, unguentos, cosméticos, incensos e medicamentos.

O termo especiaria, a partir dos séculos XIV e XV na Europa, designou diversos produtos de origem vegetal (flor, fruto, semente, casca, caule, raiz), de aroma e/ou sabor acentuados. Isso se deve à presença de óleos essenciais. O seu uso as distingue das ervas aromáticas, em que usam principalmente as folhas.

Aproveite as ervas e especiarias de todos os modos e descobrirá um mundo fascinante através dos aromas, sabores e suas propriedades funcionais.

APRESENTAÇÃO DAS ERVAS

Frescas: devem ser utilizadas ao final das cocções e preparações.

Secas: devem ser utilizadas no início das cocções ou em marinados.

Misturas: utilizadas para agregar sabores especiais às preparações, como nos exemplos a seguir:
- *Bouquet garni*: amarrado de alho-poró, louro, alecrim e tomilho.
- Ervas finas: salsa, cerefólio, ciboulette e estragão.
- Ervas de provence: orégano, tomilho, segurelha, alecrim, louro e alfazema.

- *Zahtar*: tomilho, gergelim e sumagre.
- *Bordelaise*: azeite, alho picado e salsa.

COMO ARMAZENAR ERVAS E ESPECIARIAS

As ervas frescas devem ser utilizadas logo depois de colhidas. Os seguintes métodos de armazenamento ajudarão a mantê-las frescas, aumentando sua durabilidade:

- Para guardar por 1 ou 2 dias, coloque as ervas frescas picadas em sacos plásticos dentro da geladeira. As mais delicadas, como o manjericão, devem ser embrulhadas em papel toalha levemente umedecido antes de ensacar.
- Para congelar, utilize preferencialmente folhas novas. Louro, alecrim, sálvia e tomilho não devem ser picados e sim mantidos com os talos curtos e congelados em recipientes devidamente higienizados e bem fechados.

COMO UTILIZAR AS ERVAS E ESPECIARIAS

Seguem sugestões sobre a utilização de ervas e especiarias nos alimentos (ou preparações) de acordo com suas propriedades de sabor e de aroma.

__ AS ESPECIARIAS E SEUS USOS __			
ESPECIARIA	SABOR	USA-SE COM	PROPRIEDADES
ALECRIM	Picante, oleoso, aromático	Carneiro, frango, carne de porco, pães, batatas	Digestivo, antioxidante, estimulante, ativador da circulação sanguínea, antidepressivo e antisséptico
CEBOLINHAS/ CIBOULETTE	Suave, gosto de cebola	Peixes, ovos, queijos, saladas, sopas cremosas, batatas	Antioxidante e digestiva
CEREFÓLIO	Delicado, lembra um pouco o anis	Peixe, frango, omeletes, molhos	Estimula a digestão, alivia problemas circulatórios e hepáticos. Combate o reumatismo e a baixa pressão circulatória. É diurético

continua

continuação

AS ESPECIARIAS E SEUS USOS			
ESPECIARIA	SABOR	USA-SE COM	PROPRIEDADES
COENTRO	Intensamente aromático, sabor forte	Pratos asiáticos, do Oriente Médio e mexicano, cenouras, saladas, iogurtes	Antioxidante, digestivo, auxilia no tratamento da ansiedade, moderador de apetite
ENDRO	Delicado, semelhante ao anis	Salmão, arenque em salmoura, vitela, cenouras, pepinos, batatas, maionese, creme de leite azedo, queijos frescos e suaves	Enjoos, dor de dente, espasmos gastrointestinais, flatulências, azia, insônia, inflamação dos olhos
ERVA-DOCE	Semelhante ao anis	Sopas de peixe, carne de porco, frutos do mar, ovos	Melhora tontura, náuseas, infecções intestinais e estomacais
ESTRAGÃO	Aromático, lembra o anis, refrescante	Frango, ovos, tomates, *béarnaise*	Estimulante de apetite; alivia reumatismo e artrite, regulariza a menstruação, diurético
HORTELÃ	Forte, doce, adstringente	Pepino, batatas, ervilhas, queijos, melão, sopas frias, carneiro, iogurte	Estimulante, digestiva. No Recife, o pó da folha é usado para combater parasitas intestinais (ameba e giárdia) em crianças
LOURO	Aromático, picante	Sopas, caldos, cozidos, caçarola, molhos (especialmente bechamel)	Antioxidante, digestivo, estimula o apetite, auxilia no tratamento da gripe
MANJERICÃO	Adocicado, suave, levemente apimentado, aromático	Peixes brancos, vitela, galinha, frutos do mar, salada verde, ovos, tomates, pesto e outros molhos de massa	Em casos de estresse, exaustão e sintomas relacionados a eles (dor de cabeça, indigestão, tensão muscular, nevralgias etc.) ou falta de memória e de concentração, também funciona como tônico

continua

continuação

AS ESPECIARIAS E SEUS USOS			
ESPECIARIA	**SABOR**	**USA-SE COM**	**PROPRIEDADES**
MANJERONA/ ORÉGANO	Doce, aromático, picante	Carnes grelhadas, frango, molhos de tomate, ovos, queijos, óleos temperados e marinados	Digestivo, antioxidante, antibacteriano, antibiótico, analgésico, sedativo, auxiliar no tratamento de gripes, resfriados e cólicas menstruais
SALSA	Fresca, sabor suave	Ovos, peixe, sopas, pão, batatas	Favorece o equilíbrio hormonal, é rica em β-caroteno (pré-vitamina A) e vitaminas do Complexo B, alivia os sintomas da bronquite, asma, cólicas menstruais e cistite; auxilia no tratamento de cálculos renais e cólicas
SÁLVIA	Aromática, levemente amarga	Carne de porco, vitela, pato, ganso, peru, grãos, ovos, ricota, queijo parmesão, risotos, massas	Digestiva, antioxidante; auxilia no tratamento de problemas de fígado, suor excessivo, ansiedade, depressão e sintomas da menopausa
SEGURELHA	Picante, levemente cítrica	Grãos, feijões largos e franceses, ovos, queijo, carnes grelhadas, molho de tomate	Recomendada especialmente para ativar o apetite e nos casos de cólicas e indigestão. É um antisséptico conhecido para o tratamento de picadas de insetos
TOMILHO	Intensamente aromático	Aves e carnes assadas e caçarolas, batatas assadas	Digestivo, desinfetante, antisséptico, expectorante, limpa as vias respiratórias e o intestino

Fonte: Linguanotto, 2003.

AS ESPECIARIAS E SEUS USOS

ESPECIARIAS	SABORES	FORMA	UTILIZAÇÃO	PROPRIEDADES
AÇAFRÃO	Suave, perfume delicado	Inteira ou em pó	Fornece um tempero sutil e uma exclusiva cor amarela. Usa-se no arroz, sopas, saladas, carnes e pães	Antioxidante, anti-inflamatório, auxilia no tratamento de obstipação intestinal
ALCARAVIA	Aromática, lembra erva-doce	Sementes inteiras ou em pó	Carne cozida, repolho, carne de porco, chucrute, pães, queijo, bolos de frutas	Digestivo, estimulante
ANIS ESTRELADO	Suave, aromático, apimentado, adocicado	Inteiro, quebrado, em sementes e em pó	Pratos orientais, mais os chineses, carne de porco, pato e frango, peixes e frutos do mar, marinados	Indicado para gripes, cólicas, gastrites, enterites, gases, espasmos gastrointestinais, tosses, bronquite, calmante, expectorante
CAIENA/CHILI EM PÓ	Apimentado, muito forte	Em pó	Pratos indianos, mexicanos, cajuns caribenhos e crioulos, frutos do mar, molho *béarnaise*	Dores crônicas em geral, utilizada na obesidade, pois aumenta a termogênese (queima de gorduras) e a saciedade. Estimulante sexual, devido ao seu efeito vasodilatador. Espasmos e tensão muscular, em uso tópico
CANELA	Doce, suave aromática	Em pau ou em pó	Pratos do Oriente Médio, curries, sobremesas de frutas e chocolates, bolos, pães, pudins de leite e de arroz	Digestiva, antioxidante, indicada no tratamento e prevenção de osteoporose, controle da pressão sanguínea e alívio dos sintomas da menopausa

continua

continuação

AS ESPECIARIAS E SEUS USOS

ESPECIARIAS	SABORES	FORMA	UTILIZAÇÃO	PROPRIEDADES
CARDAMOMO	Picante, meio azedo	Vagens, sementes soltas ou em pó	Curries indianos e do Oriente Médio, cozidos, picles, pastelarias, bolos, pratos com frutas, pães rápidos	Antioxidante, afrodisíaco, estimulante e digestivo
COENTRO	Perfumado, cítrico	Grãos inteiros, em pó ou folhas	Pratos da Índia, Oriente Médio, carne de boi, frango, peixe escabeche, cogumelos, pães, pastelarias e cremes	Antioxidante, digestivo, auxilia no tratamento da ansiedade, moderador de apetite
COMINHO	Picante, suave, terroso	Sementes inteiras ou em pó	Pratos da Índia e do México, carne de porco, frango, carneiro, queijos, sopas de grãos, *pilafs* de arroz	Diurético, auxilia no tratamento de gases
CRAVO-DA-ÍNDIA	Doce, forte	Flores inteiras, em pó ou pistilos	Presunto e carne de porco, batata-doce, abóbora-moranga, bolos temperados, maçãs e outras frutas e conservas	Ajuda a aliviar sintomas da menopausa, indicada no tratamento e prevenção da aterosclerose e colesterol alto
CÚRCUMA	Suave, perfume delicado	Inteira ou em pó	Dá um tempero sutil e uma exclusiva cor amarela, usada em curries em pó, arroz, grãos e *chutneys*	Antioxidante, anti-inflamatório; auxilia no tratamento de obstipação intestinal

continua

continuação

AS ESPECIARIAS E SEUS USOS

ESPECIARIAS	SABORES	FORMA	UTILIZAÇÃO	PROPRIEDADES
GENGIBRE	Picante, apimentado	Raiz fresca ou ralada	Pratos orientais e indianos, frango, legumes, principalmente morangas e cenouras, frutas como melão e ruibarbo, bolos e biscoitos	Antioxidante. Contribui no controle de náuseas, gastrites e infecções; auxilia na prevenção de doenças cardiovasculares, no emagrecimento e no tratamento da depressão
MACIS	Doce, perfumado	Lâminas inteiras ou em pó	Usa-se como a noz-moscada	
MOSTARDA	Picante, forte	Sementes inteiras ou em pó	Carne de boi e de porco, frango, coelho, legumes, picles e condimentos, caldos e molhos	Antioxidante. Contribui para o emagrecimento devido à ação termogênica (transforma parte das calorias dos alimentos ingeridos em calor). Não é indicada para quem tem tendência a desenvolver cálculos renais
NOZ-MOSCADA	Doce, perfumada	Inteira ou em pó	Macarrões recheados, molhos de carne e bechamel, espinafre e batata gratinados, bolos e biscoitos, pudins de leite e cremes, vinho quente	Afrodisíaca, usada para problemas hepáticos
PÁPRICA	Picante, doce ou apimentada	Em pó	Carnes e aves, principalmente os pratos da Europa oriental, ovos, legumes, *cream cheese*.	Digestiva

continua

continuação

AS ESPECIARIAS E SEUS USOS				
ESPECIARIAS	**SABORES**	**FORMA**	**UTILIZAÇÃO**	**PROPRIEDADES**
PIMENTA-DA-JAMAICA	Lembra cravo e canela	Em grãos ou em pó	Cozidos de carne caribenhos, caças, carneiro, cebolas, repolho, vinagres aromatizados, frutas cozidas, bolos, pães e tortas	Antioxidante. Auxilia na prevenção de doenças cardiovasculares, obesidade, dores reumáticas (compressas locais). É contraindicada em casos de problemas no trato gastrointestinal (gastrite, úlcera, hemorroidas)
PIMENTA-DO-REINO	Picante, suave ou apimentada	Em grãos ou em pó	Quase todos os pratos salgados e alguns doces, como morangos e sorvetes.	Antioxidantes. Auxilia na prevenção de doenças cardiovasculares, obesidade e dores reumáticas (compressas locais). É contraindicada em casos de problemas no trato gastrointestinal (gastrite, úlcera, hemorroidas)
SEMENTES DE PAPOULA	Sabor de castanha, adocicada	Inteira ou em pó	Pães, bolos, pastelaria, saladas, salada de repolho, macarrões com ovos, molhos para carnes e peixes.	Digestiva
ZIMBRO	Picante, suave, aroma de pinho	Grãos	Salsicha, carne de porco, caças, patês e terrines, principalmente venison, repolho, recheios	Nervosismo, medo, preocupação desgostos, perturbação mental, acesso de fobias e sono agitado

Fonte: Linguanotto, 2003.

RECEITAS

Peixe aromatizado com ervas

Receita recomendada para:
- Alteração de paladar
- Inapetência

Ingredientes:

- 5 filés de peixe tilápia ou pescada (110 g/cada)
- 1 xícara (chá) de farinha de rosca (190 g)
- 1 colher (sopa) de estragão (7 g)
- 1 colher (sopa) de salsa crespa picada (7 g)
- 1 colher (sopa) de dill picado (7 g)
- 1 colher (sopa) de alecrim (7 g)
- 1 colher (café) de sal (1 g)
- Pimenta-do-reino a gosto

Modo de preparo:

Misturar todos os ingredientes, menos os filés de peixe. Enquanto preparar a mistura, manter os filés de peixe em refrigeração. Empanar os filés de peixe com a mistura, grelhar ou assar. Servir preferencialmente com saladas.

Rendimento: 5 unidades de filés empanados (117 g/cada)

INFORMAÇÃO NUTRICIONAL
Porção de 117 g (1 unidade)

Quantidade por porção	
Valor Energético	350 kcal
Carboidratos	25,7 g
Proteínas	7,7 g
Gorduras Totais	3,8 g

Bruschetta de tomate e pesto

Receita recomendada para:
- Náuseas
- Alteração de paladar
- Obstipação
- Inapetência

Ingredientes:

- 6 fatias de pão italiano de aproximadamente 1,5 cm cada (180 g)
- 8 tomates picados sem pele e sem semente (280 g)
- 1 colher (chá) de sal marinho (1 g)
- 6 colheres (sopa) de azeite (90 mL)
- 1 colher (sopa) de salsa crespa finamente picada (4 g)

- 1 colher (sopa) de nozes ou pinoles torrados (5 g)
- 2 colheres (sopa) de queijo parmesão ralado (10 g)
- 1 xícara (chá) de folhas de manjericão (150 g)

Modo de preparo:

Cortar os pães em fatias e levar ao forno para tostar levemente por aproximadamente 5 minutos. Em um recipiente misturar os tomates picados, o sal, a salsa fresca e 2 colheres de sopa de azeite. Reservar.

Para o pesto: bater no liquidificador as nozes, o queijo, o manjericão e o azeite até ficar uma pasta grossa. Reservar.

Montagem:

Distribuir as fatias de pães em uma forma, colocar os tomates temperados e uma colher de chá de molho pesto sobre os tomates. Servir.

Rendimento: 6 bruschettas de 80 g

INFORMAÇÃO NUTRICIONAL Porção de 80 g (1 unidade)	
Quantidade por porção	
Valor Energético	240 kcal
Carboidratos	17,3 g
Proteínas	4,7 g
Gorduras Totais	17,3 g

Batata duchese aromatizada com ervas

Receita recomendada para:
- Náuseas
- Alteração de paladar
- Mucosite/Odinofagia/Esofagite

Ingredientes:

- 5 batatas descascadas (500 g)
- 2 gemas (40 g)
- 3 colheres (sopa) de azeite (45 mL)
- 1 colher (sopa) de salsa crespa picada (4 g)
- 1 colher (chá) de *ciboullete* picada (2 g)
- 1 colher (chá) de cerefólio picado (2 g)
- 1 colher (chá) de estragão picado (2 g)
- 1 colher (chá) de folhas de tomilho (2 g)
- 4 colheres (sopa) de queijo ralado (20 g)

Modo de preparo:

Pré-aquecer o forno a 180°C (temperatura média). Cozinhar as batatas. Fazer um purê consistente com as batatas cozidas, gemas e o azeite. Adicionar as ervas picadas e o queijo ralado e misturar. Com um saco de confeitar, fazer "suspiros" de purê de batata e levar ao forno até atingir uma coloração levemente dourada.

Rendimento: 20 unidades de 20 g

INFORMAÇÃO NUTRICIONAL	
Porção de 20 g (1 unidade)	
Quantidade por porção	
Valor Energético	48 kcal
Carboidratos	3,9 g
Proteínas	1,2 g
Gorduras Totais	3,1 g

Batata rostii com tomilho e erva-doce

Receita recomendada para:
- Náuseas
- Diarreia
- Alteração de paladar
- Inapetência

Ingredientes:

- 5 batatas descascadas (500 g)
- 2 ovos (100 g)
- 1 xícara (chá) de erva-doce fresca laminada (100 g)
- 1 colher (chá) de tomilho (2 g)
- 1 colher (café) de sal marinho (1 g)

Modo de preparo:

Pré-aquecer o forno a 180°C (temperatura média). Descascar e ralar as batatas. Misturar todos os ingredientes. Fazer pequenas porções como se fossem discos de minipanquecas e levar ao forno para assar por aproximadamente 20 minutos ou até dourar.

Rendimento: 6 porções de 100 g.

Capítulo 4 ■ Ervas e especiarias 37

INFORMAÇÃO NUTRICIONAL	
Porção de 100 g (1 disco)	
Quantidade por porção	
Valor Energético	83 kcal
Carboidratos	13,8 g
Proteínas	3,9 g
Gorduras Totais	1,5 g

Risoto de cúrcuma com champignons

Receita recomendada para:
- Alteração de paladar
- Inapetência

Ingredientes:
- 2 colheres (sopa) de azeite (30 mL)
- 2 colheres (sopa) de cebola ralada (10 g)
- 1 ½ xícara (chá) de champignons cortados (200 g)
- 1 xícara (chá) de arroz arbóreo ou carnarolli (150 g)
- 1 colher (sopa) de cúrcuma (7 g)
- ½ xícara (chá) de vinho branco (120 mL)
- 4 xícaras (chá) de caldo de legumes (960 mL)
- 2 colheres (sopa) de manteiga gelada (24 g)
- 3 colheres (sopa) de queijo parmesão ralado (15 g)
- 1 colher (chá) de sal marinho (2 g)

Modo de preparo:

Refogar a cebola, os champignons, o sal e o arroz no azeite. Adicionar a cúrcuma e mexer vagarosamente para não queimar. Acrescentar o vinho, mexer e deixar secar levemente (para evaporar o álcool). Colocar o caldo de legumes aos poucos, com o auxílio de uma concha, mexendo vagarosamente. No momento de servir finalizar com a manteiga gelada e o queijo.

Rendimento: 3 porções de 300 g.

INFORMAÇÃO NUTRICIONAL	
Porção de 300 g (3 colheres de servir)	
Quantidade por porção	
Valor Energético	798 kcal
Carboidratos	95,1 g
Proteínas	51,5 g
Gorduras Totais	42,6 g

Molho para salada com vinagre balsâmico e sumagre

Receita recomendada para:
- Náuseas
- Alteração de paladar
- Obstipação
- Inapetência

Ingredientes:

- 5 colheres (sopa) de azeite (35 mL)
- 3 colheres (sopa) de vinagre balsâmico (15 mL)
- 1 colher (chá) de sumagre em pó (2 g)
- 1 colher (café) de sal marinho (1 g)

Modo de preparo:

Misturar todos os ingredientes e reservar.

Rendimento: 3 porções de 15 mL

INFORMAÇÃO NUTRICIONAL	
Porção de 15 mL (1 colher de sopa)	
Quantidade por porção	
Valor Energético	225 kcal
Carboidratos	0,9 g
Proteínas	0 g
Gorduras Totais	25,0 g

Molho para salada com mostarda e mel

Receita recomendada para:
- Alteração de paladar
- Obstipação
- Inapetência

Ingredientes:

- 5 colheres (sopa) de azeite (75 mL)
- 3 colheres (sopa) de mostarda (45 mL)
- 2 colheres (sopa) de mel (30 mL)
- 2 colheres (sopa) de água gelada (30 mL)
- 1 colher (chá) de vinagre claro (7 mL)

Modo de preparo:

Misturar todos os ingredientes e reservar.

Rendimento: 6 porções (20 mL/cada)

INFORMAÇÃO NUTRICIONAL	
Porção de 20 mL (1 colher de sopa)	
Quantidade por porção	
Valor Energético	131 kcal
Carboidratos	4,6 g
Proteínas	0,3 g
Gorduras Totais	12,8 g

Molho para salada de iogurte natural e manjericão

Ingredientes:

- 1 maracujá ou ¼ xícara (chá) de suco de maracujá (60 mL)
- 4 colheres (sopa) de azeite (60 mL)
- 1 colher (sopa) de iogurte natural (15 mL)
- 1 colher (sopa) de folhas de manjericão (4 g)
- 1 colher (café) de sal marinho (1 g)

Receita recomendada para:
- Náuseas
- Alteração de paladar
- Obstipação
- Inapetência

Modo de preparo:

Bater todos os ingredientes e servir.

Rendimento: 6 porções (20 mL/cada)

INFORMAÇÃO NUTRICIONAL	
Porção de 20 mL (1 colher de sopa)	
Quantidade por porção	
Valor Energético	96 kcal
Carboidratos	1,5 g
Proteínas	0,2 g
Gorduras Totais	10,1 g

Tagliatelle com ervas

Ingredientes:

- 2 litros de água
- ½ pacote de tagliatelle (250 g)
- 3 colheres (sopa) de azeite (60 mL)
- 2 colheres (sopa) de manjericão (8 g)
- 1 colher (sopa) de tomilho (4 g)
- 1 colher (sopa) de salsa (4 g)
- 1 colher (sopa) de alecrim (4 g)
- 1 colher (sopa) de cebolinha picada (4 g)

> Receita recomendada para:
> - Náuseas
> - Alteração de paladar
> - Inapetência

Modo de preparo:

Cozinhar a massa em 2 litros de água até que esteja *al dente* e reservar. Numa frigideira (*sauteuse*), saltear a massa com o azeite e as ervas. Dispor no prato e servir a seguir.

Rendimento: 4 porções (150 g).

INFORMAÇÃO NUTRICIONAL	
Porção de 150 g (1 escumadeira)	
Quantidade por porção	
Valor Energético	380 kcal
Carboidratos	46,0 g
Proteínas	9,1 g
Gorduras Totais	18,0 g

Cuscuz marroquino com calda de canela e laranja

> Receita recomendada para:
> - Náuseas
> - Alteração de paladar
> - Inapetência

Ingredientes para a calda:

- ½ xícara (chá) de açúcar (80 g)
- 2 xícaras (chá) de água (480 mL)
- 1 ½ xícara (chá) de suco de laranja (360 mL)
- 2 ramas de canela em pau
- Raspas de 1 laranja

Capítulo 4 ■ Ervas e especiarias

Ingredientes para o cuscuz:

- 1 caixa de cuscuz marroquino (500 g)
- 1 ½ xícara (chá) de extrato ("leite") de soja (360 mL)
- 1 colher (café) de sal marinho (1 g)
- 2 ovos (100 g)
- 1 colher (sopa) de manteiga (15 g)

Modo de preparo:

Numa panela, levar ao fogo açúcar, água, suco de laranja e canela, cozinhar até o ponto de calda. Hidratar o cuscuz com leite morno e o sal, e depois misturar os ovos. Colocar em forma pequena e rasa. Levar para a geladeira por 1 hora. Cortar em quadrados de aproximadamente 6 × 6 cm. Grelhar os quadrados levemente de ambos os lados na manteiga e em seguida dispor sobre o prato de sobremesa para regar com a calda de preferência fria. Acrescentar as raspas de laranja e servir.

Rendimento: 6 porções (110 g/cada) + 6 porções de calda (90 mL)

INFORMAÇÃO NUTRICIONAL	
Porção de 200 g (1 prato de sobremesa)	
Quantidade por porção	
Valor Energético	439 kcal
Carboidratos	81,1 g
Proteínas	15,4 g
Gorduras Totais	6,2 g

5

SUPLEMENTOS ARTESANAIS

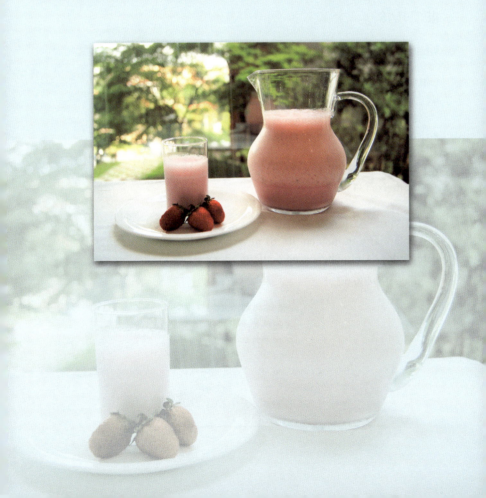

Durante o tratamento oncológico alguns pacientes podem apresentar perda de peso e dificuldade para recuperar a forma física devido à inapetência, à diminuição de ingestão alimentar e a outros desconfortos gastrointestinais pertinentes ao tratamento.

Desta forma, uma das estratégias utilizadas para ganhar ou manter seu peso é consumir alimentos e preparações hipercalóricas e hiperproteicas, nutricionalmente completas e saborosas, além de fracionar sua alimentação em cinco a seis refeições ao dia (café da manhã, lanche da manhã, almoço, lanche da tarde, jantar e ceia).

Com esse intuito, foram elaboradas receitas nutritivas para incrementar as refeições de quem necessita de maior aporte calórico durante o tratamento oncológico.

RECEITAS

Vitamina de frutas vermelhas sem lactose

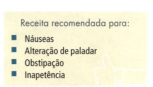

Receita recomendada para:
- Náuseas
- Alteração de paladar
- Obstipação
- Inapetência

Ingredientes:

- 2 colheres (sopa) de flocos de quinoa (28 g)
- 1 xícara (chá) de extrato ("leite") de soja gelado (150 mL)
- 10 morangos (200 g)
- 1 colher (sobremesa) de azeite de nozes (5 mL)
- 1 ameixa (84 g)

Modo de preparo:

Cozinhar a quinoa em flocos no extrato ("leite") de soja e reservar. Bater todos os ingredientes no liquidificador e servir.

Rendimento: 400 mL.

INFORMAÇÃO NUTRICIONAL	
Porção de 200 mL (1 copo)	
Quantidade por porção	
Valor Energético	121 kcal
Carboidratos	18,8 g
Proteínas	3,6 g
Gorduras Totais	4,3 g

Vitamina de frutas vermelhas

Ingredientes:

- 2 colheres (sopa) de farinha de aveia (30 g)
- 1 xícara (chá) de leite integral gelado (150 mL)
- 10 morangos (200 g)
- 1 colher (sobremesa) de manteiga (10 g)
- 1 goiaba vermelha (118 g)

> Receita recomendada para:
> - Náuseas
> - Alteração de paladar
> - Obstipação
> - Inapetência

Modo de preparo:

Cozinhar a farinha de aveia no leite e reservar. Bater todos os ingredientes no liquidificador e servir.

Rendimento: 400 mL.

INFORMAÇÃO NUTRICIONAL Porção de 200 mL (1 copo)	
Quantidade por porção	
Valor Energético	124 kcal
Carboidratos	19,2 g
Proteínas	2,9 g
Gorduras Totais	4,7 g

Vitamina de frutas cozidas sem lactose

Ingredientes:

- 2 colheres (sopa) de quinoa em flocos (28 g)
- 1 xícara (chá) de extrato ("leite") de soja gelado (150 mL)
- 2 bananas cozidas geladas (140 g)
- 1 colher (sobremesa) de azeite de nozes (5 mL)

> Receita recomendada para:
> - Náuseas
> - Alteração de paladar
> - Obstipação
> - Inapetência
> - Mucosite/Odinofagia/ Esofagite

Modo de preparo:

Cozinhar a quinoa em flocos no extrato ("leite") de soja e reservar. Bater todos os ingredientes no liquidificador e servir.

Rendimento: 400 mL.

INFORMAÇÃO NUTRICIONAL	
Porção de 200 mL (1 copo)	
Quantidade por porção	
Valor Energético	209 kcal
Carboidratos	35,7 g
Proteínas	6,3 g
Gorduras Totais	5,7 g

Vitamina de frutas cozidas

Receita recomendada para:
- Náuseas
- Alteração de paladar
- Inapetência
- Mucosite/Odinofagia/Esofagite

Ingredientes:

- 2 colheres (sopa) de farinha de aveia (30 g)
- 1 xícara (chá) de leite integral gelado (150 mL)
- 2 goiabas vermelhas cozidas (236 g)
- 1 colher (sobremesa) de manteiga (10 g)

Modo de preparo:

Cozinhar a farinha de aveia no leite e reservar. Bater todos os ingredientes no liquidificador e servir.

Rendimento: 400 mL.

INFORMAÇÃO NUTRICIONAL	
Porção de 200 mL (1 copo)	
Quantidade por porção	
Valor Energético	150 kcal
Carboidratos	23,8 g
Proteínas	3,2 g
Gorduras Totais	5,5 g

Curau de extrato ("leite") de coco

Ingredientes:

- 1 xícara (chá) de milho verde (200 g)
- 1 xícara (chá) de água (200 mL)
- 1 xícara (chá) de extrato ("leite") de coco (180 mL)
- 1 colher (sopa) de farinha de milho (15 g)
- 1 colher (sopa) de manteiga (15 g)
- ½ lata de leite condensado (200 mL)
- 1 colher (sobremesa) de azeite de macadâmia (7 mL)

> Receita recomendada para:
> - Náuseas
> - Alteração de paladar
> - Obstipação
> - Inapetência
> - Mucosite/Odinofagia/Esofagite

Modo de preparo:

Bater no liquidificador o milho e a água e depois peneirar. Numa panela, cozinhar todos os ingredientes, exceto o leite condensado e o azeite de macadâmia, mexendo vagarosamente em fogo baixo. Quando obter uma consistência cremosa, acrescentar o leite condensado e o azeite de macadâmia e deixar cozinhar por mais alguns minutos. Retirar do fogo, colocar num refratário e armazenar na geladeira. Servir gelado.

Rendimento: 4 unidades (120 g/cada).

INFORMAÇÃO NUTRICIONAL Porção de 120 g (1 cumbuca)	
Quantidade por porção	
Valor Energético	361 kcal
Carboidratos	46,7 g
Proteínas	7,9 g
Gorduras Totais	16,8 g

Vitamina de extrato ("leite") de soja com aveia e chocolate

Ingredientes:

- 3 colheres (sobremesa) de aveia em flocos (30 g)
- 2 xícaras (chá) de extrato ("leite") de soja gelado (300 mL)
- 1 clara cozida (44 g)
- 3 colheres (sobremesa) de aveia em flocos (30 g)

> Receita recomendada para:
> - Náuseas
> - Alteração de paladar
> - Obstipação
> - Inapetência
> - Mucosite/Odinofagia/Esofagite

- 3 colheres (sopa) de chocolate em pó (30 g)
- 1 colher (sopa) de manteiga (28 g)

Modo de preparo:

Colocar num recipiente a aveia em flocos e metade do extrato ("leite") de soja (1 xícara). Colocar no micro-ondas por 40 segundos e mexer. Repetir o procedimento até que o mingau fique com consistência rala. Reservar. Bater no liquidificador a clara de ovo cozida, o mingau, o chocolate, a outra xícara de extrato ("leite") de soja e a manteiga. Servir a seguir.

Rendimento: 350 mL.

INFORMAÇÃO NUTRICIONAL	
Porção de 200 mL (1 copo)	
Quantidade por porção	
Valor Energético	263 kcal
Carboidratos	16,3 g
Proteínas	9,6 g
Gorduras Totais	17,7 g

Milk shake de chocolate com sorvete e soja

Receita recomendada para:
- Náuseas
- Alteração de paladar
- Obstipação
- Inapetência
- Mucosite/Odinofagia/Esofagite

Ingredientes:

- 2 bolas de sorvete de creme (116 g)
- 6 colheres (sopa) de chocolate em pó (60 g)
- 1 colher (sopa) de manteiga (28 g)
- 1 xícara (chá) de extrato ("leite") de soja gelado (300 mL)

Modo de preparo:

Bater todos os ingredientes no liquidificador e servir.

Rendimento: 300 mL.

INFORMAÇÃO NUTRICIONAL	
Porção de 200 mL (1 copo)	
Quantidade por porção	
Valor Energético	542 kcal
Carboidratos	25,2 g
Proteínas	9,6 g
Gorduras Totais	44,8 g

Vitamina de laranja, banana e Farinha Láctea®

Ingredientes:

- 4 colheres (sobremesa) de Farinha Láctea® (32 g)
- 1 xícara (chá) de leite integral gelado (150 mL)
- Suco de 2 laranjas (152 mL)
- 1 banana (114 g)

Receita recomendada para:
- Náuseas
- Alteração de paladar
- Obstipação
- Inapetência

Modo de preparo:

Colocar num recipiente a Farinha Láctea® e o leite. Colocar no micro-ondas por 40 segundos e mexer. Repetir o procedimento até que o mingau fique com consistência rala. Reservar o mingau. Bater o suco de laranja, banana e o mingau. Servir a seguir.

Rendimento: 350 mL.

INFORMAÇÃO NUTRICIONAL Porção de 200 mL (1 copo)	
Quantidade por porção	
Valor Energético	159 kcal
Carboidratos	32,4 g
Proteínas	5,9 g
Gorduras Totais	4,1 g

Vitamina de laranja, banana e Mucilon®

Ingredientes:

- 4 colheres (sobremesa) de Mucilon® de arroz (32 g)
- 1 xícara (chá) de leite integral gelado (150 mL)
- Suco de 2 laranjas (152 mL)
- 1 banana (114 g)

Receita recomendada para:
- Náuseas
- Alteração de paladar
- Inapetência

Modo de preparo:

Colocar num recipiente o Mucilon® de arroz e o leite. Colocar no micro-ondas por 40 segundos e mexer. Repetir o procedimento até que o mingau fique com consistência rala. Reservar o mingau. Bater o suco de laranja, banana e o mingau. Servir a seguir.

Rendimento: 350 mL.

INFORMAÇÃO NUTRICIONAL	
Porção de 200 mL (1 copo)	
Quantidade por porção	
Valor Energético	128 kcal
Carboidratos	26,8 g
Proteínas	4,1 g
Gorduras Totais	2,9 g

Vitamina de banana com chocolate e extrato ("leite") de arroz

Receita recomendada para:
- Náuseas
- Alteração de paladar
- Inapetência
- Mucosite/Odinofagia/Esofagite

Ingredientes:

- 1 banana (120 g)
- 3 colheres (sopa) de chocolate em pó (36 g)
- 1 colher (sopa) de farinha láctea (10 g)
- 1 xícara (chá) de extrato ("leite") de arroz gelado (150 mL)

Modo de preparo:

Bater todos os ingredientes no liquidificador e servir.

Rendimento: 300 mL.

INFORMAÇÃO NUTRICIONAL	
Porção de 200 mL (1 copo)	
Quantidade por porção	
Valor Energético	140 kcal
Carboidratos	25,3 g
Proteínas	3,9 g
Gorduras Totais	2,5 g

Vitamina proteica de banana com chocolate

Receita recomendada para:
- Náuseas
- Alteração de paladar
- Inapetência
- Mucosite/Odinofagia/Esofagite

Ingredientes:

- 1 banana (120 g)
- 3 colheres (sopa) de chocolate em pó (46 g)

- 1 clara cozida (32 g)
- 1 xícara (chá) de leite integral gelado (150 mL)

Modo de preparo:
Bater todos os ingredientes no liquidificador e servir.

Rendimento: 300 mL.

INFORMAÇÃO NUTRICIONAL
Porção de 200 mL (1 copo)

Quantidade por porção	
Valor Energético	136 kcal
Carboidratos	16,5 g
Proteínas	7,5 g
Gorduras Totais	4,4 g

Fraputino

Ingredientes:
- 1 xícara (chá) de café pronto (150 mL)
- 1 bola de sorvete de creme (58 g)
- 1 xícara (chá) de creme de leite (150 g)

Receita recomendada para:
- Náuseas
- Alteração de paladar
- Obstipação
- Inapetência
- Mucosite/Odinofagia/Esofagite

Modo de preparo:
Bater todos os ingredientes no liquidificador e servir.

Rendimento: 400 mL.

INFORMAÇÃO NUTRICIONAL
Porção de 200 mL (1 copo)

Quantidade por porção	
Valor Energético	241 kcal
Carboidratos	10,9 g
Proteínas	2,8 g
Gorduras Totais	20,7 g

6

SOPAS

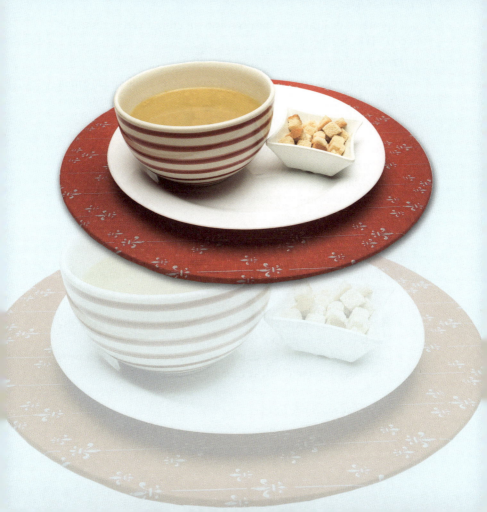

As sopas estão entre as preparações alimentares mais antigas. Acredita-se que começaram a ser elaboradas a partir do momento em que o ser humano dominou o fogo e conseguiu fabricar utensílios para colocar sobre a chama do fogo.

Na França do século XVII, essas preparações tinham presença obrigatória nos banquetes reais. Tornaram-se então mais sofisticadas, de consistência mais leve e passaram a ser servidas como entradas com o objetivo de abrir o apetite.

Nutritivas e reconfortantes, elas são muito apreciadas no mundo todo. Com poucos ingredientes é possível elaborar uma sopa simples, saudável e saborosa.

Existem diversas formas de prepará-las e podem ser classificadas em *ligadas* e *não ligadas*.

O processo de ligar uma sopa consiste em utilizar certos alimentos para deixá-la mais espessa.

Principais ligas:

- Roux branco: combinação em proporções iguais de amido e uma gordura, quase sempre farinha de trigo e manteiga, levados ao fogo até formar uma pasta de cor clara.
- Roux marrom: *roux* branco levado ao fogo por mais tempo, até formar uma pasta de cor dourada.
- Slurry: amido dissolvido em um líquido frio na proporção 1 amido:2 líquidos.
- Outras ligas: milho, batata, mandioca e mandioquinha, creme de leite, gema de ovo etc.

Exemplos de sopas ligadas:

- Bisque: sopa à base de crustáceos reduzidos a purê e engrossados com creme de leite.
- Creme: sopa engrossada geralmente com *roux*.
- Parmentier: sopa de alho-poró e batata reduzida a purê e engrossada com creme de leite.
- Veluté: sopa geralmente de aves, engrossadas com gemas de ovos batidos com creme de leite e manteiga.

Exemplos de sopas não ligadas:

- Pesto: mistura de manjericão fresco e alho, triturada fina, à qual se junta azeite de oliva.

- **Caldos:** caldo aromatizado tendo como base carne de boi, aves, peixes ou legumes.
- **Consommé:** sopa preparada com caldo de carne ou galinha retirando toda a gordura. Pode ser servida pura ou acrescida de ervas, legumes e croutons.
- **Minestrone:** caldo de carne ou de galinha ao qual se acrescentam legumes.

RECEITAS

Caldo de carne (*Beef tea*)

Ingredientes:

- 2 xícaras (chá) de aparas de carne magra (500 g)
- 1 cebola cortada em 4 partes (100 g)
- 1 cenoura cortada grosseiramente (100 g)
- ½ xícara (chá) de salsão cortado grosseiramente (50 g)
- 1,5 litro de água
- 1 colher (sopa) de tomilho fresco (4 g)
- 1 folha de louro

Receita recomendada para:
- Náuseas
- Alteração de paladar
- Diarreia
- Inapetência
- Mucosite/Odinofagia/Esofagite

Modo de preparo:

Numa panela, colocar as aparas de carne para caramelizar a superfície e liberar o suco do seu interior. Adicionar os legumes e deixar refogar com a carne. Adicionar a água e as ervas. Deixar cozinhar lentamente em fogo baixo sem tampar a panela até reduzir pela metade. Retirar o conteúdo sólido, coar e servir.

Obs.: esta preparação pode ser congelada.

Rendimento: 3 porções (200 mL/cada)

INFORMAÇÃO NUTRICIONAL	
Porção de 200 mL (1 prato fundo)	
Quantidade por porção	
Valor Energético	252 kcal
Carboidratos	6,6 g
Proteínas	37,4 g
Gorduras Totais	7,7 g

Caldo de frango

Ingredientes:

- 2 xícaras (chá) de frango (500 g)
- 1 cebola cortada em 4 partes (100 g)
- 1 cenoura cortada grosseiramente (100 g)
- 1,5 litro de água
- ½ xícara (chá) de salsão cortado grosseiramente (50 g)
- 1 colher (sopa) de tomilho fresco (4 g)
- 1 folha de louro

Receita recomendada para:
- Náuseas
- Alteração de paladar
- Diarreia
- Inapetência
- Mucosite/Odinofagia/Esofagite

Modo de preparo:

Numa panela, colocar o frango cortado em pedaços para caramelizar a superfície e liberar o suco do seu interior. Adicionar os legumes e deixar refogar com o frango. Adicionar a água e as ervas. Deixar cozinhar lentamente em fogo baixo sem tampar a panela até reduzir pela metade. Retirar o conteúdo sólido e coar. Servir.

Obs.: esta preparação pode ser congelada.

Rendimento: 3 porções (200 mL/cada).

INFORMAÇÃO NUTRICIONAL	
Porção de 200 mL (1 prato fundo)	
Quantidade por porção	
Valor Energético	228 kcal
Carboidratos	6,6 g
Proteínas	37,1 g
Gorduras Totais	5,2 g

Caldo de legumes

Ingredientes:

- 2 cenouras cortadas grosseiramente (200 g)
- 1 cebola cortada em 4 partes (100 g)

Receita recomendada para:
- Náuseas
- Alteração de paladar
- Diarreia
- Inapetência
- Mucosite/Odinofagia/Esofagite

- 1 colher (sopa) de azeite de oliva (15 mL)
- 1,5 litro de água
- ½ xícara (chá) de salsão cortado grosseiramente (50 g)
- 1 colher (sopa) de tomilho fresco (4 g)
- 1 folha de louro

Modo de preparo:

Numa panela, refogar os legumes no azeite. Adicionar a água e as ervas. Deixar cozinhar lentamente em fogo baixo sem tampar a panela até reduzir pela metade. Retirar o conteúdo sólido e coar, após esfriar. Servir.

Obs.: esta preparação pode ser congelada.

Rendimento: 3 porções (200 mL/cada).

INFORMAÇÃO NUTRICIONAL
Porção de 200 mL (1 prato fundo)

Quantidade por porção	
Valor Energético	85 kcal
Carboidratos	9,1 g
Proteínas	1,7 g
Gorduras Totais	5,2 g

Vichyssoise

Receita recomendada para:
- Alteração de paladar
- Inapetência
- Mucosite/Odinofagia/Esofagite

Ingredientes:

- 1 xícara (chá) de alho-poró (200 g)
- ½ cebola (50 g)
- 3 colheres (sopa) de manteiga (45 g)
- 3 batatas descascadas (250 g)
- 1 litro de caldo de legumes
- 1 caixinha de creme de leite (200 g)
- 1 colher (chá) de sal marinho (2 g)
- 1 colher (café) de pimenta-do-reino moída (1 g)
- 1 colher (sopa) de salsinha picada (4 g)

Modo de preparo:

Cortar o alho-poró e a cebola em tiras finas (julienne), refogar na manteiga até ficarem translúcidos e reservar. Cozinhar as batatas no caldo de legumes (ou caldo de aves). Processar (ou liquidificar) bem todos os ingredientes com o caldo de legumes (o qual cozinhou as batatas) até obter a consistência de um creme. Adicionar o creme de leite, o sal e a pimenta, misturar e levar ao refrigerador. Salpicar a salsinha. Servir quente ou frio, conforme a preferência.

Rendimento: 4 porções (200 mL/cada).

INFORMAÇÃO NUTRICIONAL Porção de 200 mL (1 prato fundo)	
Quantidade por porção	
Valor Energético	254 kcal
Carboidratos	18,8 g
Proteínas	17,8 g
Gorduras Totais	59,6 g

Sopa de lentilha à moda indiana

Receita recomendada para:
- Obstipação
- Alteração de paladar
- Inapetência

ingredientes:

- 1 pacote de lentilha (500 g)
- 2 litros de água
- ½ cebola picada (50 g)
- 2 colheres (sopa) de azeite de oliva (30 mL)
- 2 colheres (sopa) de curry (30 g)
- 1 ½ xícara (chá) de peito de frango em cubinhos (200 g)
- 4 tomates picados sem pele e sem semente (140 g)
- 1 colher (chá) de sal marinho (2 g)

Modo de preparo:

Deixar a lentilha de molho em água por 8 horas. Cozinhar a lentilha na panela de pressão e reservar. Refogar a cebola no azeite até ficarem translúcidas, adicionar o curry e deixar dissolver. Colocar o frango e os tomate e deixar cozinhar por alguns minutos. Adicionar sal à lentilha e deixar apurar. Servir a seguir.

Rendimento: 5 porções (200 mL/cada).

Capítulo 6 ■ Sopas   59

INFORMAÇÃO NUTRICIONAL	
Porção de 200 mL (1 prato fundo)	
Quantidade por porção	
Valor Energético	468 kcal
Carboidratos	67,2 g
Proteínas	33,1 g
Gorduras Totais	8,9 g

Creme de cenoura com hortelã

Receita recomendada para:
- Náuseas
- Alteração de paladar
- Inapetência
- Mucosite/Odinofagia/Esofagite

Ingredientes:

- 2 xícaras (chá) de cenoura descascadas (500 g)
- 1 litro de caldo de legumes
- ½ cebola picada (50 g)
- 2 colheres (sopa) de azeite de oliva (30 mL)
- 1 caixinha de creme de leite (200 g)
- 1 colher (chá) de sal marinho (2 g)
- 1 colher (sopa) de hortelã picada (4 g)

Modo de preparo:

Cozinhar as cenouras com o caldo de legumes na panela de pressão. Processar as cenouras cozidas com um pouco do líquido da cocção até obter a consistência de creme. Refogar a cebola no azeite e adicionar no creme de cenoura juntamente com o creme de leite, sal e hortelã e misturar. Servir a seguir.

Rendimento: 4 porções (200 mL).

INFORMAÇÃO NUTRICIONAL	
Porção de 200 mL (1 prato fundo)	
Quantidade por porção	
Valor Energético	225 kcal
Carboidratos	15,6 g
Proteínas	17,5 g
Gorduras Totais	21,1 g

Sopa de abóbora, mel, gengibre e extrato ("leite") de coco

Receita recomendada para:
- Náuseas
- Alteração de paladar
- Inapetência

Ingredientes:

- ½ xícara (chá) de cebola picada (50 g)
- 2 colheres (sopa) de azeite de oliva (30 mL)
- 2 xícaras (chá) de abóbora japonesa sem casca (500 g)
- 1 xícara (chá) de extrato ("leite") de coco (200 mL)
- ¼ xícara (chá) de mel (60 mL)
- 1 colher (sopa) de gengibre ralado (15 g)
- 1 colher (chá) de sal marinho (2 g)

Modo de preparo:

Numa panela de pressão, refogar a cebola no azeite e em seguida cozinhar a abóbora e o caldo de legumes. Processar a abóbora cozida com um pouco do líquido da cocção até obter a consistência de creme. Adicionar o extrato ("leite") de coco, o mel, o gengibre e o sal, e misturar. Servir a seguir.

Rendimento: 4 porções (200 mL).

INFORMAÇÃO NUTRICIONAL	
Porção de 200 mL (1 prato fundo)	
Quantidade por porção	
Valor Energético	252 kcal
Carboidratos	25,9 g
Proteínas	3,0 g
Gorduras Totais	17,4 g

Creme de palmito

Receita recomendada para:
- Alteração de paladar
- Inapetência/ganho de peso
- Mucosite/Odinofagia/Esofagite

Ingredientes:

- 3 colheres (sopa) de farinha de trigo (45 g)
- 3 colheres (sopa) de manteiga (45 g)
- 1 litro de leite integral
- 1 vidro de palmito em conserva (300 g)
- 1 colher (chá) de sal marinho (2 g)
- 1 colher (café) de noz-moscada (1 g)

Modo de preparo:

Cozinhar a farinha de trigo em manteiga derretida, mexendo sempre, até formar um creme homogêneo (*roux*). Reservar. Numa panela, misturar o *roux* ao leite em fogo baixo e apurar até obter uma consistência cremosa (molho bechamel).

Bater no liquidificador o palmito picado e o molho bechamel. Numa panela, cozinhar a mistura em fogo baixo por aproximadamente 5 minutos até encorpar. Após, adicionar o sal e noz-moscada. Servir em seguida.

Rendimento: 4 porções (200 mL).

INFORMAÇÃO NUTRICIONAL	
Porção de 200 mL (1 prato fundo)	
Quantidade por porção	
Valor Energético	292 kcal
Carboidratos	23,7 g
Proteínas	10,4 g
Gorduras Totais	17,8 g

Creme de tomate com manjericão

Receita recomendada para:
- Náuseas
- Alteração de paladar
- Inapetência

Ingredientes:

- 3 colheres (sopa) de farinha de trigo (45 g)
- 3 colheres (sopa) de manteiga (45 g)
- 1 litro de leite
- 3 colheres (sopa) de azeite (45 mL)
- ½ cebola (70 g)
- 2 dentes de alho picado (8 g)
- 500 mL de água
- 5 tomates sem pele e sem semente (500 g)
- 1 colher (sopa) de folhas de manjericão fresco (4 g)
- 1 colher (chá) de sal marinho (2 g)

Modo de preparo:

Cozinhar a farinha de trigo em manteiga derretida, mexendo sempre, até formar um creme homogêneo (*roux*). Reservar. Numa panela, misturar o *roux* ao leite em fogo baixo e apurar até obter uma consistência cremosa (molho bechamel).

Numa outra panela, refogar a cebola e o alho no azeite até dourar, em seguida, acrescentar o tomate e deixar cozinhar com um pouco de água. Bater no liquidificador e coar. Misturar o tomate batido ao bechamel e, após, acrescentar o manjericão picado e o sal.

Rendimento: 5 porções (200 mL).

INFORMAÇÃO NUTRICIONAL	
Porção de 200 mL (1 prato fundo)	
Quantidade por porção	
Valor Energético	322 kcal
Carboidratos	21,1 g
Proteínas	8,7 g
Gorduras Totais	23,2 g

Sopa borsch

Ingredientes:

- ½ cebola (60 g)
- ¼ xícara (chá) de alho-poró (30 g)
- 2 dentes de alho picados
- 1 beterraba descascada (200 g)
- 1 cenoura descascada (150 g)
- 1 batata descascada (150 g)
- 1 litro de caldo de legumes
- 2 colheres (sopa) de azeite de oliva (30 mL)
- 1 colher (café) de sal marinho (1 g)

Receita recomendada para:
- Náuseas
- Alteração de paladar
- Inapetência
- Obstipação
- Mucosite/Odinofagia/ Esofagite

Modo de preparo:

Numa panela, refogar a cebola, o alho-poró e o alho no azeite até dourar. Adicionar os legumes e cozinhar junto ao caldo de legumes. Adicionar o sal. Processar os legumes até obter a consistência de creme e, se necessário, colocar mais caldo de legumes.

Rendimento: 3 porções (200 mL).

INFORMAÇÃO NUTRICIONAL	
Porção de 200 mL (1 prato fundo)	
Quantidade por porção	
Valor Energético	182 kcal
Carboidratos	24,8 g
Proteínas	23,2 g
Gorduras Totais	13,0 g

Creme de grão-de-bico

Ingredientes:

- 2 xícaras (chá) de grão-de-bico (500 g)
- 1 xícara (chá) de peito de frango (200 g)
- 1 litro de caldo de legumes
- ½ cebola (70 g)
- ½ xícara (chá) de alho-poró (70 g)
- 2 colheres (sopa) de azeite de oliva (30 mL)
- 1 colher (sopa) de salsinha picada (4 g)
- 1 dente de alho picado
- 1 colher (café) de sal marinho (1 g)

Receita recomendada para:
- Obstipação
- Inapetência
- Náuseas
- Mucosite/Odinofagia/Esofagite

Modo de preparo:

Colocar o grão-de-bico de molho em água quente, cobrir com filme plástico e deixar descansar por 8 horas. Cortar o peito de frango em cubos pequenos, selar e reservar. Desprezar a água do molho do grão-de-bico. Numa panela de pressão, refogar a cebola, o alho-poró e o alho, e levar para cozinhar na pressão o grão-de-bico no caldo de legumes até ficar macio. Processar o caldo cozido ainda quente, junto com a água do cozimento até obter um creme. Se ainda for necessário, acrescentar mais água. Adicionar o frango e o sal ao creme e deixar cozinhar por 5 minutos em fogo brando. Polvilhe a salsa para finalizar. Servir quente.

Rendimento: 5 porções (200 mL)

INFORMAÇÃO NUTRICIONAL		
Porção de 200 mL (1 prato fundo)		
Quantidade por porção	
Valor Energético	465 kcal
Carboidratos	62,2 g
Proteínas	42,2 g
Gorduras Totais	14,4 g

7

PAPEL DOS ÓLEOS E GORDURAS NA ALIMENTAÇÃO

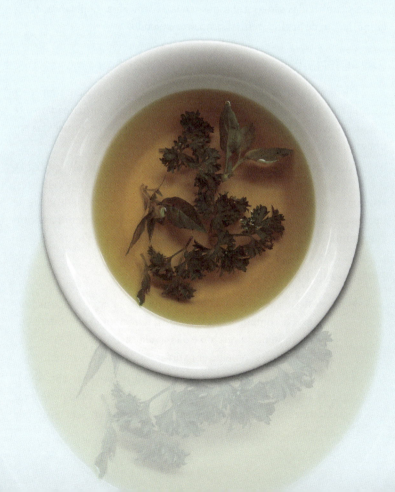

Lipídeos são substâncias encontradas na natureza sob a forma sólida (gordura) ou líquida (óleos).

Com o passar dos anos, o homem descobriu o potencial das sementes oleaginosas e suas essências, e assim conseguiu produzir diferentes óleos a partir desses produtos.

Derivado das oliveiras, o azeite foi um dos primeiros óleos produzidos em grande quantidade pelos povos da Mesopotâmia, sendo distribuído por toda a região do Mediterrâneo pelos gregos e fenícios, onde até hoje é produzido quase 80% do azeite mundial.

Na nutrição é considerado indispensável entre os *chefs* de cozinha, cozinheiros e nutricionistas.

A gama de azeitonas utilizada para a produção de azeites é extensa, e as mais conhecidas são as azeitonas picual, cornicabra, hojiblanca, arbequina, lechin de Sevilla, verdial, empeltre e picudo.

CARACTERÍSTICAS DOS ÓLEOS E GORDURAS

Óleos e gorduras têm como principal função armazenar e fornecer energia ao organismo. Cada grama de gordura fornece aproximadamente 9 kcal, o que é mais que o dobro da quantidade de calorias fornecidas em um grama de carboidratos.

Além disso, os lipídeos transportam vitaminas lipossolúveis (A, D, E e K) e exercem um importante papel sobre as membranas celulares, sistema imunológico e formação de hormônios. Quando a quantidade de lipídeos é pouco consumida, a eficácia e a utilização destas vitaminas ficam comprometidas.

PRINCIPAIS TIPOS DE LÍPIDEOS

- Colesterol: serve para elaboração de sais biliares e alguns hormônios. É componente essencial das membranas celulares de tecidos animais do cérebro e das células nervosas.
  Fontes: presente somente em alimentos de origem animal.

- Gordura saturada (ou ácidos graxos saturados): apresenta-se sólida à temperatura ambiente. Seu consumo excessivo pode levar ao aumento do colesterol no sangue, por isso deve ser consumida em menor quantidade.

Nomenclatura usual: ácido acético, ácido butírico, ácido cáprico, ácido caprílico, ácido láurico, ácido mirístico, ácido palmítico etc.

Fontes: alimentos de origem animal: carne bovina, frango, leite integral e derivados, embutidos, vísceras, gema de ovo, banha, toucinho e, coco, manteiga de coco, óleos de coco e dendê.

- Gordura insaturada (ou ácidos graxos insaturados): apresenta-se líquida à temperatura ambiente. Atua de forma diferente da saturada no organismo, é considerada benéfica, pois contribui para a redução do colesterol no sangue, eleva o nível de lipoproteína de alta densidade (HDL) ou "colesterol bom" e reduz o nível de lipoproteína de baixa densidade (LDL) ou "colesterol ruim". Isso reduz a formação de ateromas (placa de gordura no interior de veias e artérias), que podem causar hipertensão arterial, infarto e acidente vascular cerebral. É encontrada em óleos de origem vegetal, sementes e castanhas em geral.

A gordura insaturada subdivide-se em 2 grupos:

- Monoinsaturada (ômega 9): é a mais benéfica das monoinsaturadas, pois colabora para redução do colesterol "ruim" (LDL), sem reduzir o colesterol bom" (HDL).
  Nomeclatura usual: ácido palmitoleico, ácido oleico.
  Fontes: azeite de oliva, óleo de canola, oleaginosas (nozes, amêndoas, castanhas etc.), abacate etc.

- Poli-insaturadas (ômega 6 e ômega 3)
  Nomeclatura usual: ácido linoleico, ácido linolênico, ácido araquidônico, ácido eicosapentaenoico, ácido docosahexaenoico.
  Fontes: óleos vegetais (girassol, milho, soja), peixes gordurosos (salmão, atum, arenque, sardinha etc.), semente de abóbora e linhaça etc.

- Gorduras trans: são gorduras produzidas a partir da adição de moléculas de hidrogênio aos óleos líquidos (vegetais) para torná-los mais sólidos e estáveis (este processo chama-se hidrogenação). Está presente em muitos alimentos industrializados e pode aparecer em pequena quantidade no leite e na carne.
  Os alimentos que possuem essa substância na lista dos ingredientes contêm gordura *trans*. Recomenda-se evitar o consumo excessivo de alimentos que a contêm, pois pode aumentar o colesterol

LDL ("ruim") e diminuir o colesterol HDL ("bom"), aumentando os riscos de doenças cardíacas.

Fontes: margarinas, gordura vegetal hidrogenada, frituras comercializadas, produtos de panificação ricos em gorduras e lanches salgados.

UTILIZAÇÃO DOS ÓLEOS NA GASTRONOMIA

Os óleos são essenciais para a percepção do paladar. O processo de extração dos óleos pode ser a frio ou quente, prensa ou uso de solventes. Os óleos mais facilmente encontrados no mercado e utilizados na gastronomia são:

- Azeites:
  Azeite extravirgem (1ª prensa – frio).
  Azeite virgem (2ª prensa – com os bagaços das azeitonas).
  Azeite de oliva (3ª prensa – bagaços e caroços aquecidos e adicionados de outros azeites).

- Óleos:
  Soja, canola, milho, girassol, algodão, amendoim, gergelim (torrado ou não), macadâmia, nozes, amêndoas, avelã, linhaça, palma, óleo composto = óleo de soja e azeite de oliva (óleo de soja entre 70 e/ou 90% e azeite de oliva 30 e/ou 10%).

Os azeites não devem indicar presença de ranço; seu sabor pode ser variado entre ervas, plantas, azeitonas e conter traços amargos, picantes e adocicados.

Ponto de fumaça: a temperatura de fritura não deve ultrapassar 180°C, pois há redução de todas as substâncias antioxidantes.

RECEITAS

Maçã assada com farofa de alecrim e azeite aromatizado de canela

Receita recomendada para:
- Náuseas
- Alteração de paladar
- Inapetência

Ingredientes:

- 500 mL de azeite de oliva
- 10 ramas de canela em pau
- 2 maçãs (180 g)
- Suco de 1 limão (18 mL)
- 1 colher (sopa) de manteiga (15 g)

- ½ xícara (chá) de farinha de rosca (80 g)
- 1 colher (café) de sal marinho (1 g)
- ¼ xícara (chá) de açúcar (40 g)
- 1 colher (sopa) de alecrim (4 g)

Modo de preparo:

Pré-aquecer o forno a 180°C (temperatura média). Aquecer levemente o azeite (sem deixar levantar fervura), adicionar as ramas de canela em pau e deixar esfriar.

Armazenar o azeite em um recipiente de vidro com boa vedação.

Cortar as maçãs em quatro e retirar as sementes. Passar as maçãs no suco de limão e reservar. Numa frigideira, colocar a manteiga, a farinha de rosca, o sal e o açúcar. Torrar levemente, finalizar com o alecrim e reservar. Dispor as maçãs em uma assadeira. Colocar sobre as maçãs a farofa e levar ao forno pré-aquecido para assar por 20 minutos. Retirar do forno, dispor em um prato e servir regado com o azeite aromatizado de canela.

Rendimento: ½ litro de azeite aromatizado (60 mL/cada) + 2 porções de (100 g/cada).

INFORMAÇÃO NUTRICIONAL	
Porção de 100 g (1 prato de sobremesa + 5 colheres (sopa) de azeite aromatizado)	
Quantidade por porção	
Valor Energético	500 kcal
Carboidratos	71,4 g
Proteínas	5,3 g
Gorduras Totais	22,7 g

Confit de frango com ervas frescas

Receita recomendada para:
- Alteração de paladar
- Inapetência

Ingredientes:

- 2 coxas de frango sem pele (300 g)
- 4 colheres (sopa) de estragão (16 g)
- 3 colheres (sopa) de tomilho (12 g)
- 3 colheres (sopa) de alecrim (12 g)
- 1 litro de azeite de oliva
- 1 colher (chá) de sal grosso (2 g)

Modo de preparo:

Numa panela, colocar as coxas com a ponta do osso para cima, distribuir as ervas sobre as coxas, adicionar o sal e regar com azeite até cobrir todo o frango. Levar ao fogo baixo para cozinhar por 2 horas. Colocar em um prato e passar para outro definitivo somente para retirar o excesso do azeite e servir em seguida.

Após a cocção este azeite pode ser utilizado em outras preparações.

Rendimento: 2 unidades de sobrecoxa /130 g cada.

INFORMAÇÃO NUTRICIONAL	
Porção de 130 g (1 unidade)	
Quantidade por porção	
Valor Energético	96 kcal
Carboidratos	7,7 g
Proteínas	6,5 g
Gorduras Totais	5,3 g

Azeite aromatizado de baunilha

Ingredientes:

- 1 fava de baunilha
- 500 mL de azeite de oliva

Receita recomendada para:
- Alteração de paladar
- Inapetência
- Mucosite/Odinofagia/Esofagite

Modo de preparo:

Cortar a baunilha na longitudinal e reservar suas sementes. Aquecer levemente o azeite (sem deixar levantar fervura) e adicionar as sementes de baunilha ou, se preferir, adicionar a fava cortada pela metade e deixar esfriar.

Armazenar o azeite em um recipiente de vidro com boa vedação.

Rendimento: ½ litro de azeite aromatizado.

INFORMAÇÃO NUTRICIONAL	
Porção de 15 mL (1 colher de sopa)	
Quantidade por porção	
Valor Energético	133 kcal
Carboidratos	0 g
Proteínas	0 g
Gorduras Totais	15,0 g

Azeite aromatizado de estragão

Ingredientes:

- 500 mL de azeite de oliva
- 1 maço de estragão (somente as folhas) (8 g)
- 1 folha de louro

> Receita recomendada para:
> - Alteração de paladar
> - Inapetência
> - Mucosite/Odinofagia/ Esofagite

Modo de preparo:

Aquecer levemente o azeite (sem deixar levantar fervura), adicionar as folhas de estragão e de louro e deixar esfriar.

Armazenar o azeite em um recipiente de vidro com boa vedação.

Rendimento: ½ litro de azeite aromatizado.

INFORMAÇÃO NUTRICIONAL Porção de 15 mL (1 colher de sopa)	
Quantidade por porção	
Valor Energético	133 kcal
Carboidratos	0,2 g
Proteínas	0,1 g
Gorduras Totais	15,0 g

Azeite aromatizado de framboesa

Ingredientes:

> Receita recomendada para:
> - Alteração de paladar
> - Inapetência

- ½ xícara (chá) de azeite de oliva (120 mL)
- ½ xícara (chá) de framboesa (80 g)
- 3 colheres (sopa) de vinagre branco (45 mL)
- 3 colheres (sopa) de acetato balsâmico (45 mL)

Modo de preparo:

Aquecer levemente o azeite (sem deixar levantar fervura). Macerar a framboesa e adicionar ao azeite com os demais ingredientes e deixar esfriar.

Armazenar o azeite em um recipiente de vidro com boa vedação.

Rendimento: 200 mL de azeite aromatizado.

INFORMAÇÃO NUTRICIONAL	
Porção de 15 mL (1 colher de sopa)	
Quantidade por porção	
Valor Energético	227 kcal
Carboidratos	6,5 g
Proteínas	0,4 g
Gorduras Totais	21,9 g

8

CEREAIS INTEGRAIS

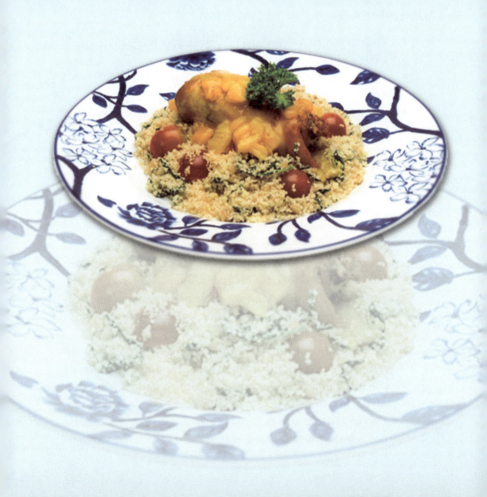

Um grão é considerado integral quando seus componentes anatômicos principais (endosperma, germe e casca ou farelo) estão presentes nas mesmas proporções que existem no grão intacto.

Ao passarem pelo processo de refinamento, os grãos integrais perdem grande parte de seus nutrientes por sofrerem a remoção do farelo e do germe, restando apenas o endosperma.

As organizações científicas recomendam grãos integrais como parte de uma dieta saudável. Por serem boas fontes de vitaminas, minerais e fibras, além de compostos fenólicos e outros fitoquímicos bioativos, os cereais integrais podem contribuir na redução do risco de doenças crônicas.

COMO INCLUIR CEREAIS INTEGRAIS EM SUA ALIMENTAÇÃO?

- Café da manhã: cereais integrais, aveia, pães integrais, biscoitos e bolos feitos à base de farinhas integrais.
- Lanches intermediários: biscoitos integrais, barras de cereais e granola.
- Almoço e jantar: arroz integral, massas à base de farinha de trigo integral (macarrão, tortas).

PROPRIEDADES DE ALGUNS CEREAIS

- Quinoa: (*Chenopodium Quinoa Willd*) é originária dos Andes, principalmente Peru e Bolívia. No Brasil, os tipos mais consumidos são a branca, vermelha e preta. Sua composição química é peculiar, pois apresenta maior teor de fibras e proteínas do que os outros cereais, além de oferecer boa quantidade de minerais. Vale ressaltar que é classificada como um pseudocereal, ou seja, possui grãos semelhantes aos cereais por apresentar uma proporção aproximada em carboidratos, lipídeos, proteínas e fibras comparadas ao trigo.
- Amaranto: (*Amaranthus cruentus* L) é originário, provavelmente, das Américas do Sul e Central. Representou a base da dieta de diversas culturas pré-colombianas, dentre estas as civilizações Maias, Incas e Astecas. O grão apresenta boa fonte proteica, devido ao seu conteúdo de lisina (5%), que é limitante na maioria dos cereais; e de aminoácidos sulfurados (4,4%), que são limi-

tantes nas leguminosas. Neste contexto, a qualidade nutricional da proteína do amaranto foi destacada pelos órgãos *Food and Agriculture Organization of the United Nations* (FAO) e *World Health Organization* (WHO).

- Aveia: A aveia é um cereal pertencente ao gênero *Avena*, da família *Gramineae* e seu nome científico é *Avena sativa L*, herdado do latim *avena*. Possui alta qualidade nutricional, é rica em proteínas, vitaminas, amidos complexos e fibras, sendo que o farelo da aveia possui alto teor de β-glucanas, um tipo de fibra solúvel presente em grandes quantidades no farelo de aveia. As β-glucanas são hidrossolúveis e resistentes aos processos digestivos. Além disso, apresentam tendência a formar soluções viscosas e géis, quando em contato com água. A aveia, em função da ação das β-glucanas, demonstra forte ação na redução dos níveis séricos de colesterol.

- Linhaça: A linhaça é a semente do linho (*Linum usitatissimum L.*), uma planta de flores azuis pertencente à família das *Linaceae*, original do Canadá. Atualmente, tem sido alvo de muitos estudos devido a sua ótima qualidade nutricional, e tem promovido muitos benefícios para a saúde humana. A linhaça possui alta concentração de proteínas, minerais e vitaminas, além de possuir uma excelente qualidade de gorduras. Além disso, a linhaça é a semente mais rica em ômega 3, ácido α-linolênico (ALA) e a maior fonte alimentar de lignanas.

RECEITAS

Minipanqueca de amaranto

Ingredientes (massa):

- 3 xícaras (chá) de extrato ("leite") de cereais ou soja (600 mL)
- 1 xícara (chá) de farinha integral (120 g)
- 1 xícara (chá) de farinha de amaranto (120 g)
- 1 ovo (50 g)
- 1 colher (chá) de manteiga (7 g)
- 1 colher (café) de sal marinho (1 g)

Receita recomendada para:
- Alteração de paladar
- Náuseas
- Obstipação
- Inapetência
- Mucosite/Odinofagia/Esofagite

Modo de preparo:

Bater todos os ingredientes no liquidificador por 2 minutos. Colocar uma concha da massa e espalhar bem sobre uma frigideira pequena e antiaderente aquecida. Dourar os dois lados. Repetir a operação até finalizar a massa. Reservar os discos.

Rendimento: 5 panquecas de 100 mL de massa/cada.

INFORMAÇÃO NUTRICIONAL
Porção de 100 mL (1 concha)

Quantidade por porção	
Valor Energético	161 kcal
Carboidratos	20,8 g
Proteínas	7,4 g
Gorduras Totais	5,6 g

Recheio para panqueca de espinafre com ricota

Ingredientes:
- ¼ cebola ralada (40 g)
- ½ maço de espinafre limpo e picado (80 g)
- 2 colheres (sopa) de azeite de oliva (30 mL)
- 200 g de ricota fresca
- 1 colher (café) de sal marinho (1 g)

Modo de preparo:
Refogar a cebola e o espinafre no azeite. Despedaçar a ricota e acrescentar ao refogado por mais 2 minutos. Adicionar o sal. Rechear as panquecas e servir.

Sugestão: Para acompanhar a panqueca servir com uma salada de sua preferência.

Rendimento: 250 g (50 g de recheio por panqueca).

INFORMAÇÃO NUTRICIONAL
Porção de 50 g (3 colheres de sopa)

Quantidade por porção	
Valor Energético	59 kcal
Carboidratos	1,1 g
Proteínas	0,5 g
Gorduras Totais	6,0 g

Recheio para panqueca de frutas vermelhas

Ingredientes:

- 1 xícara (chá) de polpa de framboesa (150 g)
- ½ bandeja de morangos (130 g)
- ½ xícara (chá) de água (120 mL)
- ½ xícara (chá) de açúcar (80 g)

Modo de preparo:

Numa panela, misturar todos os ingredientes e levar ao fogo baixo até reduzir.

Sugestão: Utilizar sobre a massa da panqueca, como calda e decorar com pedações das frutas.

Rendimento: 250 g (50 g de recheio por panqueca).

INFORMAÇÃO NUTRICIONAL Porção de 50 g (3 colheres de sopa)	
Quantidade por porção	
Valor Energético	85 kcal
Carboidratos	21,3 g
Proteínas	0,6 g
Gorduras Totais	0,3 g

Quibe de quinoa com berinjela

Receita recomendada para:
- Náuseas
- Alteração de paladar
- Obstipação
- Inapetência

Ingredientes:

- 1 xícara (chá) de quinoa em grãos (140 g)
- 2 xícaras (chá) de água (400 mL)
- 2 xícaras (chá) de berinjela cozida e picada (200 g)
- 2 colheres (sopa) de azeite de oliva extravirgem (30 mL)
- 1 colher (chá) de sal marinho (1 g)
- 1 colher (sopa) de hortelã picada (4 g)

Modo de preparo:

Cozinhar a quinoa em 400 mL de água. Transferir para um recipiente e deixar esfriar. Misturar a berinjela já cozida, o azeite, o sal e a hortelã.

Colocar a mistura em um refratário. Levar para assar em forno a 180°C por 15 minutos.

Rendimento: 3 porções (100 g).

INFORMAÇÃO NUTRICIONAL	
Porção de 100 g (3 unidades)	
Quantidade por porção	
Valor Energético	474 kcal
Carboidratos	39,0 g
Proteínas	8,7 g
Gorduras Totais	32,9 g

Sopa de aveia com legumes

ingredientes:

- 1 cebola média picada (115 g)
- 4 colheres (sopa) de azeite (60 mL)
- 1 dente de alho (4 g)
- 1 abobrinha cortada em cubinhos (190 g)
- 2 tomates sem pele e sem semente cortados em cubinhos (190 g)
- 2 batatas cortadas em cubinhos (180 g)
- 1 cenoura cortada em cubinhos (100 g)
- 2 litros de caldo de legumes
- 4 colheres (sopa) de aveia em flocos (52 g)
- Sal a gosto

Receita recomendada para:
- Alteração de paladar
- Náuseas
- Obstipação
- Inapetência
- Mucosite/Odinofagia/Esofagite

Modo de preparo:

Numa panela, refogar a cebola no azeite até ficar transparente. Acrescentar o alho e dourar. Juntar os legumes e refogar bem. Adicionar o caldo de legumes e deixar cozinhar em fogo baixo por aproximadamente 30 minutos. Acrescentar a aveia e cozinhar por mais alguns minutos. Adicionar o sal. Servir a seguir.

Rendimento: 11 porções (200 mL).

INFORMAÇÃO NUTRICIONAL	
Porção de 200 mL (1 prato fundo)	
Quantidade por porção	
Valor Energético	91 kcal
Carboidratos	8,5 g
Proteínas	1,7 g
Gorduras Totais	5,9 g

Quiche de amaranto com recheio cremoso de alho-poró

Receita recomendada para:
- Alteração de paladar
- Náuseas
- Obstipação
- Inapetência
- Mucosite/Odinofagia/Esofagite

Ingredientes (massa):

- 1 xícara (chá) de flocos de amaranto (90 g)
- 3 colheres (sopa) de manteiga gelada (45 g)
- 1 colher (café) de sal marinho (1 g)
- 3 colheres (sopa) de água gelada (45 mL)

Modo de preparo (massa):

Misturar os flocos de amaranto, a manteiga e o sal e amassar bem. Adicionar a água e sovar rapidamente até obter uma a massa homogênea.

Ingredientes (recheio):

- 1 cebola média cortada em cubos pequenos (115 g)
- ½ talo de alho-poró cortados em rodelas bem finas (80 g)
- 4 colheres (sopa) de azeite (60 mL)
- 1 xícara (chá) de caldo de legumes (200 mL)
- 3 colheres (sopa) de ervas frescas finamente picadas (salsa, tomilho, cebolinha, alecrim) (12 g)
- 3 colheres (sopa) de *cream cheese (54 g)*
- 1 ovo batido (50 g)
- 1 colher (café) de sal marinho (1 g)
- Farinha de rosca para polvilhar

Modo de preparo (recheio):

Numa panela, levar ao fogo para refogar a cebola e o alho-poró no azeite. Adicionar o caldo de legumes no refogado e cozinhar por alguns minutos até o alho-poró ficar mais macio. Retirar do fogo, misturar as ervas picadas, o *cream cheese* e deixar amornar. Adicionar o ovo e o sal. Reservar e levar para a geladeira. Em seguida, forrar com a massa duas formas para quiche individual, com o aro e fundo removível, distribuir o recheio e polvilhar a farinha de rosca por cima. Levar ao forno a 180ºC por cerca de 30 minutos ou até que a superfície esteja dourada.

Dica: Também pode polvilhar por cima do recheio a farinha de quinoa ou de amaranto para levar ao forno para assar e dourar.

Rendimento: 2 quiches (150 g/cada).

INFORMAÇÃO NUTRICIONAL
Porção de 150 g (1 unidade)

Quantidade por porção	
Valor Energético	770 kcal
Carboidratos	46,8 g
Proteínas	10,2 g
Gorduras Totais	62,4 g

Tabule de quinoa

Receita recomendada para:
- Alteração de paladar
- Náuseas
- Obstipação
- Inapetência
- Mucosite/Odinofagia/Esofagite
- Controle de peso

Ingredientes:

- 2 xícaras (chá) de água (400 mL)
- 1 xícara (chá) de quinoa em grãos (140 g)
- 1 tomate sem pele e sem sementes, cortado em cubinhos (100 g)
- ½ cebola média picada (60 g)
- Suco de 1 limão (18 mL)
- 2 colheres (sopa) de azeite de oliva (15 mL)
- 3 colheres (sopa) de salsinha picada (12 g)
- 2 colheres (sopa) de hortelã picada (8 g)
- Raspas de 1 limão
- 1 colher (café) de sal marinho (1 g)

Modo de preparo:
Numa panela, cozinhar a quinoa em 400 mL de água. Transferir para um recipiente e deixar esfriar. Adicionar os demais ingredientes e misturar. Levar até a geladeira. Servir acompanhado de coalhada seca e/ou pão sírio.

Rendimento: 4 porções (170 g/cada).

INFORMAÇÃO NUTRICIONAL Porção de 170 g (2 colheres de servir)	
Quantidade por porção	
Valor Energético	176 kcal
Carboidratos	20,8 g
Proteínas	4,5 g
Gorduras Totais	9,0 g

Wrap integral de atum com pepino e manga

Receita recomendada para:
- Náuseas
- Alteração de paladar
- Obstipação
- Inapetência

Ingredientes:

- 6 fatias de pão integral
- 1 lata de atum ao natural (120 g)
- 3 colheres (sopa) de *cream cheese* (54 g)
- ¼ de 1 manga em fatias finas (50 g)
- ½ pepino cortado em fatias finas (50 g)
- 3 colheres (sopa) de azeite de oliva (45 mL)
- 1 colher (sopa) de salsinha picada finamente (4 g)
- 1 colher (café) de sal marinho (1 g)

Modo de preparo:
Misturar o atum, o *cream cheese*, o azeite, a salsinha e o sal até obter uma pasta homogênea. Numa superfície plana, abrir o pão de forma integral com o auxílio de um rolo para que fique com uma espessura fina. Passar sobre as fatias do pão a pasta de atum. Dispor camadas de manga sobre o pão, intercaladas com o pepino. Enrolar como rocambole. Cortar ao meio e servir em seguida.

Rendimento: 3 porções (120 g/cada).

INFORMAÇÃO NUTRICIONAL	
Porção de 120 g (3 unidades)	
Quantidade por porção	
Valor Energético	432 kcal
Carboidratos	30,6 g
Proteínas	19,8 g
Gorduras Totais	25,8 g

9

RECEITAS REFRESCANTES

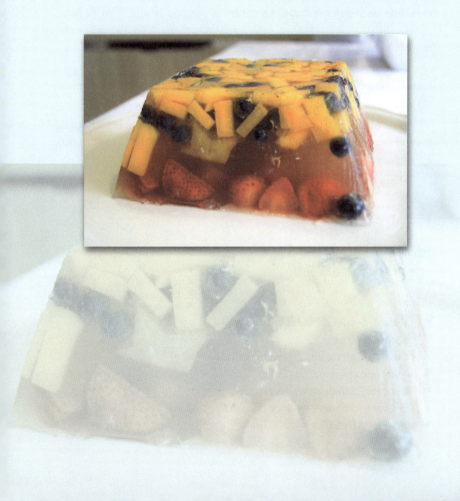

No verão, as temperaturas geralmente permanecem elevadas e o corpo necessita de um consumo maior de líquidos para compensar a perda de água e sais minerais (decorrentes da transpiração).

A alimentação requer cuidados essenciais para contribuir na disposição, hidratação e saúde do organismo. Por isso, é preciso fazer algumas adaptações em nossos hábitos alimentares quando as temperaturas ambientais estão mais elevadas.

Os alimentos que devem ser privilegiados são frutas, verduras e legumes, pois são ótimas fontes de vitaminas, minerais, fibras e água. Inclua os cereais integrais em receitas leves, práticas e refrescantes, pois são opções boas e versáteis, que podem ser combinadas com saladas e pratos frios (opte pelos pães, cereais e arroz integral no lugar de doces, massas e arroz refinado).

Quanto à forma de preparo, varie entre cozidos, grelhados e assados deixando de lado as frituras. As gorduras vegetais (azeite, óleo de soja, canola, linhaça, girassol etc.) combinam com as preparações de verão e são mais saudáveis que as gorduras de origem animal.

As sobremesas mais refrescantes são as melhores opções. Opte por frutas ou doces à base de frutas, como sorvetes de frutas no palito, compotas geladas de frutas, saladas de frutas, *flans* de frutas etc.

Por último e não menos importante, ingira bastante líquido para manter seu corpo hidratado com água, chá, sucos de frutas, água de coco e suchás.

Experimente estas dicas e aproveite melhor o seu verão!

RECEITAS

Salada de folhas com erva-doce, maçã verde, nozes e aipo ao molho *light*

Receita recomendada para:
- Náuseas
- Alteração de paladar
- Obstipação
- Inapetência

Ingredientes (salada):

- 4 maçãs verdes cortadas em cubos pequenos (560 g)
- 1 maço de alface americana higienizada (250 g)
- 3 talos de aipo picados (130 g)
- ½ xícara (chá) de nozes picadas (60 g)
- ½ xícara (chá) de erva-doce ralada (50 g)
- 2 colheres (sopa) de suco de limão (18 mL)

Modo de preparo:
> Higienizar as folhas de alface e secar. Misturar o aipo, a maçã, a erva-doce e o suco de limão e reservar. Acrescentar as nozes. Dispor as folhas sobre a saladeira, colocar a mistura de maçã, erva-doce e aipo sobre as folhas. Servir com o molho a seguir.

Rendimento (salada): 1 kg.

Ingredientes (molho):

- 2 xícaras (chá) de iogurte natural (440 g)
- 2 colheres (sopa) de suco de limão (18 mL)
- 2 colheres (sopa) de azeite de oliva (15 mL)
- 1 colher (café) de sal marinho (1 g)

Modo de preparo (molho):
> Misturar todos os ingredientes com auxílio de um *fouet*.

Rendimento (molho): 430 g.

Rendimento (salada + molho): 9 porções de 190 g.

INFORMAÇÃO NUTRICIONAL
Porção de 190 g (1 prato de sobremesa)

Quantidade por porção	
Valor Energético	136 kcal
Carboidratos	15,3 g
Proteínas	3,6 g
Gorduras Totais	7,8 g

Salada de figo grelhado, pistache, queijo de cabra e vinagrete de mel

Receita recomendada para:
- Náuseas
- Alteração de paladar
- Obstipação
- Inapetência

Ingredientes (salada):

- 1 pé de minirrúcula (140 g)
- 8 figos cortados em 4 grelhados (135 g)
- 1 xícara (chá) de queijo de cabra cortado em cubos (110 g)
- ½ xícara (chá) de pistache sem casca triturado (30 g)

Modo de preparo:

Higienizar as folhas de rúcula e secar. Dispor as folhas sobre a saladeira. Decorar com os figos, o queijo de cabra e o pistache. Servir com o molho.

Rendimento (salada): 430 g.

Ingredientes (molho):

- 1 xícara (chá) de azeite (170 mL)
- 2 colheres (sopa) de mel (35 mL)
- ¼ xícara (chá) de vinagre de vinho branco (33 mL)
- 1 colher (sopa) de mostarda (17 g)
- 1 colher (café) de sal marinho (1 g)
- 1 colher (café) de pimenta-do-reino (1 g)

Modo de preparo (molho):

Misturar todos os ingredientes com auxílio de um *fouet*.

Rendimento (molho): 275 mL ou 11 porções de 25 mL.

Rendimento (salada + molho): 4 porções de 130 g cada.

INFORMAÇÃO NUTRICIONAL	
Porção de 130 g (1 prato de sobremesa)	
Quantidade por porção	
Valor Energético	238 kcal
Carboidratos	6,9 g
Proteínas	5,9 g
Gorduras Totais	21,3 g

Gaspacho

Receita recomendada para:
- Náuseas
- Alteração de paladar
- Inapetência

Ingredientes:

- 2 kg de tomate sem pele e sem semente
- 1 pimentão sem sementes (200 g)
- 2 pepinos pequenos sem casca (190 g)
- 3 colheres (sopa) de azeite (21 mL)
- 1 colher (sopa) rasa de vinagre (5 mL)
- 1 colher (sopa) rasa de sal marinho (4 g)
- 1 dente de alho (2 g)

Modo de preparo:
   Bater todos os ingredientes no liquidificador. Levar para a geladeira por aproximadamente 5 horas. Servir gelado e acompanhado de torradas ou croutons.

Rendimento: 12 porções de 200 mL.

INFORMAÇÃO NUTRICIONAL	
Porção de 200 mL (1 prato fundo)	
Quantidade por porção	
Valor Energético	52 kcal
Carboidratos	7,7 g
Proteínas	2,4 g
Gorduras Totais	2,1 g

Sagu de laranja com raspa de limão

Ingredientes:

- 1 litro de suco de laranja pera
- 1 xícara (chá) de açúcar (160 g)
- 1 xícara (chá) de sagu (150 g)
- Raspas de 1 limão

Receita recomendada para:
- Náuseas
- Alteração de paladar
- Diarreia

Modo de preparo:
   Numa panela, cozinhar em fogo brando o sagu junto ao suco de laranja, mexendo vagarosamente, até que as bolinhas do sagu fiquem translúcidas. Adicionar o açúcar e retirar do fogo assim que o açúcar derreter completamente. Esperar amornar e em seguida dispor em taças. Decorar as taças com as raspas de limão. Servir gelado.

Rendimento: 6 porções de 130 g

INFORMAÇÃO NUTRICIONAL	
Porção de 130 g (1 taça)	
Quantidade por porção	
Valor Energético	241 kcal
Carboidratos	59,7 g
Proteínas	1,5 g
Gorduras Totais	0,2 g

Soubert de limão

ingredientes:

- 1 xícara (chá) de água (200 mL)
- 1 xícara (chá) de açúcar (160 g)
- 1 xícara (chá) de suco de limão (120 mL)
- 1 colher (chá) de raspas de limão (3 g)

Receita recomendada para:
- Náuseas
- Diarreia
- Alteração de paladar
- Inapetência

Modo de preparo:

Preparar um suco com os limões higienizados. Numa panela, levar ao fogo 200 mL de água e 1 xícara de açúcar até dissolver completamente o açúcar. Retirar do fogo e deixar esfriar. Acrescentar as raspas e o suco de limão e em seguida levar ao congelador até congelar. Retirar, processar rapidamente, logo após dispor em taças e retornar ao congelador.

Rendimento: 3 porções de 190 g.

INFORMAÇÃO NUTRICIONAL Porção de 190 g (1 taça)	
Quantidade por porção	
Valor Energético	215 kcal
Carboidratos	56,2 g
Proteínas	0,4 g
Gorduras Totais	0 g

Soubert de tangerina com capim santo

Ingredientes:

- 1 xícara (chá) de suco de tangerina/polpa (270 mL)
- 1 xícara (chá) de água (200 mL)
- ½ maço de capim santo fresco (16 g)
- 1 xícara (chá) de água (200 mL)
- 1 xícara (chá) de açúcar (160 g)

Receita recomendada para:
- Náuseas
- Alteração de paladar
- Inapetência

Modo de preparo:

Preparar um suco com as tangerinas higienizadas ou, se preferir, com a polpa de tangerina congelada. Numa panela, levar ao fogo 200 mL de água, ½ xícara de açúcar até dissolver o açúcar. Retirar do fogo e deixar esfriar.

Bater no liquidificador o capim santo higienizado com 200 mL de água até obter um suco concentrado e, em seguida, peneirar e reservar. Misturar o suco concentrado de capim santo, o suco de tangerina e a calda. Levar ao congelador até congelar. Retirar, processar rapidamente, logo após dispor em taças e retornar ao congelador.

Rendimento: 5 porções de 180 g.

INFORMAÇÃO NUTRICIONAL Porção de 180 g (1 taça)	
Quantidade por porção	
Valor Energético	143 kcal
Carboidratos	36,6 g
Proteínas	0,4 g
Gorduras Totais	0 g

Salada de frutas da estação com *coulis* de frutas vermelhas e farofa

Receita recomendada para:
- Náuseas
- Alteração de paladar
- Obstipação
- Inapetência

Ingredientes (salada):

- 3 tipos de frutas variadas de sua preferência ou da estação descascadas e cortadas em cubos médios (400 g)

Modo de preparo (salada de frutas):
Cortar as frutas em cubos médios e dispor em taças.

Rendimento (salada de frutas): 3 porções de 130 g

Ingredientes (*coulis* de frutas vermelhas):

- 1 xícara (chá) de morango (120 g)
- 1 xícara (chá) de amora (100 g)
- 1 xícara (chá) de framboesas (100 g)
- ½ xícara (chá) de açúcar (80 g)

Modo de preparo (*coulis* de frutas vermelhas):
Numa panela, levar ao fogo brando as frutas vermelhas com o açúcar. Deixar cozinhar por cerca de 15 minutos. Deixar esfriar. Acrescentar nas taças com frutas picadas.

Rendimento (*coulis*): 6 porções (50 g/cada)

Ingredientes (farofa):

- 5 castanhas-do-pará (26 g)
- 10 amêndoas (10 g)
- 1 colher (sopa) de gergelim (8 g)

Modo de preparo (farofa):

Triturar as castanhas e as amêndoas e misturar o gergelim. Guardar a mistura em um recipiente de vidro com fechamento hermético em temperatura ambiente. Acrescentar nas taças com frutas picadas.

Rendimento (farofa): 3 colheres de sopa (47 g)

INFORMAÇÃO NUTRICIONAL	
Porção de 227 g (1 taça com 130 g de frutas, 50 g de *coulis* e 47 g de farofa)	
Quantidade por porção	
Valor Energético	312 kcal
Carboidratos	39,9 g
Proteínas	4,3 g
Gorduras Totais	9,0 g

Omelete de abobrinha e tomate com hortelã

ingredientes:

- 2 ovos (100 g)
- 2 colheres (sobremesa) de abobrinha em cubos pequenos refogados (40 g)
- 1 colher (sobremesa) de tomate picado (20 g)
- 1 colher (sopa) de azeite (15 mL)
- 1 colher (chá) hortelã picada (2 g)
- 1 colher (café) de sal marinho (1 g)

Receita recomendada para:
- Náuseas
- Alteração de paladar
- Obstipação
- Inapetência

Modo de preparo:

Bater os ovos, a abobrinha, o tomate, a hortelã picada e o sal com auxílio de um garfo ou *fouet* pequeno. Levar ao fogo em uma a frigideira antiaderente até dourar os dois lados. Servir a seguir.

Rendimento: 1 porção de 115 g

INFORMAÇÃO NUTRICIONAL	
Porção de 115 g (1 unidade)	
Quantidade por porção	
Valor Energético	287 kcal
Carboidratos	4,1 g
Proteínas	13,8 g
Gorduras Totais	24,0 g

Salada caesar

Receita recomendada para:
- Náuseas
- Alteração de paladar
- Obstipação
- Inapetência

Ingredientes (salada):

- 1 maço de alface americana (250 g)
- 2 filés de frango sem pele (200 g)
- 1 xícara (chá) de croutons (50 g)
- ½ xícara (chá) de queijo parmesão ralado grosso (50 g)

Modo de preparo (salada):

Higienizar as folhas de alface e secar em seguida. Temperar a gosto os filés de frango, grelhar e cortar em tiras. Dispor as folhas em uma saladeira e colocar as tiras do filé de frango grelhado. Acrescentar os croutons, salpicar o queijo parmesão ralado. Servir a seguir com o molho.

Rendimento: 8 porções de 70 g

Ingredientes (molho):

- ½ xícara (chá) de maionese (110 g)
- 4 colheres (sopa) de iogurte ou creme de leite (60 g)
- 2 colheres (sopa) de mostarda (24 g)
- 1 unidade de limão espremido (18 mL)
- 1 filé de aliche (5 g)
- 1 colher (café) de sal marinho (1 g)
- 1 colher (café) de pimenta-do-reino (1 g)

Modo de preparo (molho):

Colocar todos os ingredientes no liquidificador e bater até obter uma mistura homogênea.

Rendimento (molho): 8 porções de 25 g

Rendimento total: 8 porções de 95 g cada

INFORMAÇÃO NUTRICIONAL	
Porção de 95 g (1 prato de sobremesa)	
Quantidade por porção	
Valor Energético	79 kcal
Carboidratos	7,2 g
Proteínas	8,6 g
Gorduras Totais	9,1 g

Gelatina de ágar-ágar com pedaços de frutas

Receita recomendada para:
- Náuseas
- Alteração de paladar
- Inapetência
- Mucosite/Odinofagia/Esofagite

Ingredientes:

- 1 litro de água
- 1 bandeja de morangos picados ou 1 ½ xícara de fruta a gosto (230 g)
- 1 xícara (chá) de açúcar (160 g)
- 2 colheres (sopa) de alga ágar-ágar em pó incolor e sem sabor (6 g)

Modo de preparo:

Numa panela, colocar os morangos picados, o açúcar e ½ litro de água. Levar ao fogo até o açúcar dissolver completamente. Acrescentar a outra metade da água, mexendo vagarosamente, até que levante fervura. Dissolver o ágar-ágar em 20 mL de água fria e adicionar a mistura. Colocar o restante da fruta. Deixar cozinhar em fogo brando o ágar-ágar, mexendo vagarosamente por cerca de 5 minutos. Esperar esfriar e distribuir em taças. Levar as taças para a geladeira até endurecer. Servir a seguir.

Rendimento: 10 porções (140 g/cada)

INFORMAÇÃO NUTRICIONAL	
Porção de 140 g (1 taça)	
Quantidade por porção	
Valor Energético	69 kcal
Carboidratos	17,5 g
Proteínas	0,3 g
Gorduras Totais	0,1 g

Frapê de coco

ingredientes:
- 1 litro de extrato ("leite") de soja
- 1 vidro pequeno de extrato ("leite") de coco (200 mL)
- ¼ xícara (chá) de leite condensado (60 mL)
- ¼ xícara (chá) raspas de coco fresco para decorar

Receita recomendada para:
- Náuseas
- Alteração de paladar
- Inapetência
- Mucosite/Odinofagia/Esofagite

Modo de preparo:

Colocar o extrato ("leite") de soja de um dia para outro no congelador. Bater o extrato ("leite") de soja congelado, com o leite condensado e com o extrato ("leite") de coco no liquidificador. Servir imediatamente.

Rendimento: 4 porções de 250 mL

INFORMAÇÃO NUTRICIONAL	
Porção de 250 mL (1 copo)	
Quantidade por porção	
Valor Energético	246 kcal
Carboidratos	20,8 g
Proteínas	7,8 g
Gorduras Totais	16,1 g

10

SOBREMESAS

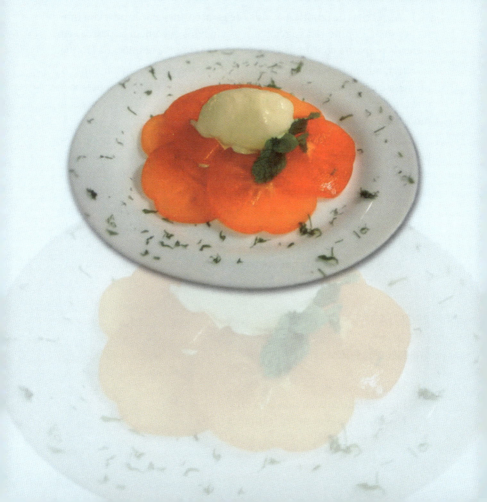

Ao pensarmos em nossas sobremesas preferidas não faltam histórias daquele sabor de infância, de bolo quentinho saindo do forno, bolinho de chuva e brigadeiro feito pela vovó.

O prazer ao consumir alimentos de sabor adocicado é inato ao ser humano. Desde a pré-história o sabor doce ajudou nossos ancestrais a distinguirem os alimentos seguros e que forneceriam mais energia dos alimentos potencialmente tóxicos ou inadequados.

Mas alimentar-se é muito mais do que suprir apenas as nossas necessidades biológicas. Os alimentos são portadores de múltiplos significados dentre fatores sociais, culturais e emocionais.

Nesse contexto, as sobremesas são muito mais do que os pratos que encerram uma refeição. Complementam momentos carregados de afeto, conforto e celebração, como é o caso do tão tradicional bolo de aniversário.

As receitas de família, passadas de geração em geração, revelam interações sociais muito ricas e reforçam os vínculos que unem as pessoas em torno do preparo e consumo dessas receitas nas festas e reuniões da família.

E também traz a ideia de união e diálogo, já que raramente uma sobremesa é preparada para ser consumida por apenas uma única pessoa (o que também ajuda a lembrar de consumir porções pequenas, sempre com moderação).

Nutricionalmente, as sobremesas também possuem seus benefícios, podendo até mesmo auxiliar no aumento da disposição e concentração imediatamente após seu consumo, contribuindo para um bom funcionamento do metabolismo, digestão e também absorção de nutrientes.

Por exemplo, ao consumir como sobremesa uma fruta fonte de vitamina C (como laranja, acerola, morango ou tangerina), ela ajudará na absorção do ferro ingerido na refeição.

Mais importante do que contar calorias é a preocupação com o equilíbrio, qualidade e quantidade do que se consome.

RECEITAS

Brigadeiro de nozes

Receita recomendada para:
- Inapetência

Ingredientes:

- 1 lata de leite condensado (395 mL)
- 1 ½ xícara (chá) de nozes trituradas (150 g)
- 2 colheres (sopa) de azeite de nozes (30 mL)

Modo de preparo:

Numa panela misturar levemente o leite condensado e metade das nozes. Levar ao fogo sempre mexendo até que a mistura desprenda do fundo da panela. Retirar do fogo e passar para um prato untado com óleo de nozes e deixar esfriar. Untar as mãos com óleo de nozes e enrolar a massa para formar as bolinhas. Polvilhar sobre as bolinhas as nozes trituradas. Servir preferencialmente em temperatura fria.

Rendimento: 20 unidades de 20 g

INFORMAÇÃO NUTRICIONAL	
Porção de 20 g (1 unidade)	
Quantidade por porção	
Valor Energético	122 kcal
Carboidratos	12,6 g
Proteínas	2,6 g
Gorduras Totais	7,3 g

Banana assada

Receita recomendada para:
- Náuseas
- Alteração de paladar
- Inapetência

ingredientes:

- 2 fatias de pão de forma (50 g)
- 1 unidade de banana nanica em fatias (90 g)
- 1 colher (sopa) de manteiga (15 g)
- 1 colher (sopa) de açúcar mascavo (15 g)
- 1 colher (café) de canela em pó (1 g)

Modo de preparo:

Pré-aquecer o forno a 180°C (temperatura média). Cortar as bordas do pão de forma e dispor sobre uma assadeira. Passar a manteiga sobre as fatias dos pães, colocar as fatias de banana sobre os pães e salpicar com canela e açúcar mascavo. Levar para assar em forno pré-aquecido por 15 minutos e servir a seguir.

Rendimento: 2 lanches (com recheio 40 g/lanche).

INFORMAÇÃO NUTRICIONAL	
Porção de 65 g (1 unidade)	
Quantidade por porção	
Valor Energético	191 kcal
Carboidratos	30,5 g
Proteínas	3,0 g
Gorduras Totais	7,0 g

Bolo de mel

Receita recomendada para:
- Inapetência

Ingredientes:

- 3 ½ xícara (chá) de farinha de trigo (440 g)
- 1 xícara (chá) de mel (240 g)
- 3 ovos (147 g)
- ½ xícara (chá) de açúcar (90 g)
- 3 colheres (sopa) de cacau em pó (65 g)
- ½ xícara (chá) de açúcar mascavo (62 g)
- ¼ xícara (chá) de suco de laranja (50 mL)
- 1 colher (sopa) de fermento em pó (14 g)
- 1 colher (sobremesa) de bicarbonato de sódio (5 g)
- 1 colher (café) de canela (5 g)
- 1 colher (café) de cravo em pó (1 g)
- 1 colher (café) de erva-doce (1 g)
- 1 colher (café) de cardamomo (1 g)

Modo de preparo:

Pré-aquecer o forno a 180°C (temperatura média). Misturar todos os ingredientes secos peneirados (farinha de trigo, açúcar, cacau em pó, açúcar mascavo, bicabornato de sódio), exceto o fermento e as especiarias. Adicionar o mel e o suco de laranja batendo com auxílio do *fouet* ou na batedeira. Adicionar os ovos um a um. Adicionar o restante dos ingredientes e misturar até obter uma massa homogênea.

Untar a forma com manteiga e polvilhar com farinha de trigo. Colocar a massa em uma forma rasa. Levar para assar em forno pré-aquecido por cerca 30 minutos, esperar esfriar e servir a seguir.

Rendimento: 6 fatias/porções de 170 g

Capítulo 10 ■ Sobremesas

INFORMAÇÃO NUTRICIONAL	
Porção de 170 g (1 fatia)	
Quantidade por porção	
Valor Energético	550 kcal
Carboidratos	121,6 g
Proteínas	12,7 g
Gorduras Totais	4,7 g

Bolo de banana com aveia e canela

Receita recomendada para:
- Náuseas
- Alteração de paladar
- Obstipação
- Inapetência

Ingredientes:

- 3 ovos (147 g)
- 5 bananas descascadas (412 g)
- ½ xícara (chá) de suco de laranja (75 mL)
- 2 xícaras (chá) de aveia (124 g)
- 8 castanhas do Brasil picadas (24 g)
- ½ xícara (chá) de uva-passa (78 g)
- 10 damascos picados (86 g)
- 2 colheres (sopa) de fermento em pó (26 g)
- 1 colher (sobremesa) de canela em pó (14 g)

Modo de preparo:

Pré-aquecer o forno a 180°C (temperatura média). Bater no liquidificador os ovos, as bananas, o suco de laranja, a canela em pó e a aveia. Acrescentar e misturar os demais ingredientes até obter uma massa homogênea. Untar a forma com óleo e polvilhar com farinha de aveia. Levar ao forno para assar por cerca de 30 minutos. Deixar esfriar e servir.

Rendimento: 8 fatias/porções de 100 g

INFORMAÇÃO NUTRICIONAL	
Porção de 100 g (1 fatia)	
Quantidade por porção	
Valor Energético	216 kcal
Carboidratos	39,9 g
Proteínas	6,5 g
Gorduras Totais	5,0 g

Bolo de cenoura com linhaça

Ingredientes:

- 1 xícara (chá) de extrato ("leite") de soja (218 mL)
- 2 xícaras (chá) de farinha de trigo (208 g)
- 2 cenouras grandes descascadas (180 g)
- 1 xícara (chá) de açúcar (160 g)
- 2 ovos (98 g)
- 2 colheres (sopa) de fermento em pó (28 g)
- 2 colheres (sopa) de linhaça (18 g)

Receita recomendada para:
- Náuseas
- Alteração de paladar
- Obstipação
- Inapetência

Modo de preparo:

Pré-aquecer o forno a 180°C (temperatura média). Bater no liquidificador a cenoura, a linhaça, o extrato ("leite") de soja e o açúcar. Acrescentar e misturar os demais ingredientes até obter uma massa homogênea. Untar a forma com manteiga e polvilhar com farinha de trigo. Levar ao forno para assar em uma forma rasa por cerca de 30 minutos. Deixar esfriar e servir.

Rendimento: 6 fatias/porções de 130 g.

Obs.: A linhaça pode substituir a manteiga ou margarina na mesma proporção.

Ex.: 1 colher (sopa) de manteiga = 1 colher (sopa) de linhaça.

INFORMAÇÃO NUTRICIONAL Porção de 130 g (1 fatia)	
Quantidade por porção	
Valor Energético	291 kcal
Carboidratos	58,0 g
Proteínas	7,3 g
Gorduras Totais	3,5 g

APÊNDICE

CONHEÇA A COMPOSIÇÃO E A FUNÇÃO DOS NUTRIENTES

Destacamos os principais benefícios dos alimentos utilizados nas receitas apresentadas nesse livro e relembramos que para aproveitar integralmente os efeitos benéficos citados, *seu consumo deve estar associado a uma alimentação equilibrada e a hábitos de vida saudáveis.*

- Abacaxi: rico em vitamina C, e com boas quantidades de vitamina B6, folato, tiamina, ferro, magnésio e manganês, que ajudam a equilibrar o metabolismo. Contém fibras solúveis que aumentam a saciedade e tem uma enzima, bromelina, que facilita a digestão de carnes, peixes e aves.
- Abóbora: fonte de vitaminas A, B, C, E e K. Contém minerais, como o ferro, cálcio, magnésio (responsável por relaxar os vasos sanguíneos e diminuir a pressão arterial), fósforo, manganês e zinco. Possui antioxidante (carotenoides) e fitoesterois que atuam no controle de dislipidemias e índices de colesterol.
- Abobrinha: composta de aproximadamente 94% de água, a abobrinha é um dos vegetais com menores taxas calóricas. Boa fonte de vitaminas A e C, potássio e folato. Seu consumo melhora a função cardiovascular e imune.
- Acerola: rica em antioxidantes (vitamina C e antocianinas), cálcio, ferro, fósforo, vitaminas A, B1, B2 e B3.

- Açúcar: é um carboidrato simples utilizado para adoçar preparações. Evitar consumi-lo em exagero, o consumo excessivo contribui para o aparecimento de doenças cardíacas, câncer, obesidade e diabetes.
- Agrião: vegetal de baixo valor calórico, contém cálcio, magnésio, fósforo, potássio, vitaminas C e B_3, folato, zinco, colina, vitamina A, β-caroteno, quercetina e campferol que auxiliam na defesa antioxidante. É fonte de fibras.
- Água de coco: contém cálcio, magnésio, manganês, sódio e potássio. Contribui para uma boa hidratação e controle de retenção de líquidos, agindo como um diurético natural.
- Aipo: fonte de luteína e zeaxantina, flúor, folato, colina, potássio, vitaminas A, C, E e K, e fitalidas. Atua na melhora da pressão arterial e de cumarina, que possui atividade anticarcinogênica. Contém anetol fitoquímico estrogênico que é um composto que auxilia na redução dos problemas menstruais e contém dois feromônios que ajudam a impulsionar a libido por meio da mastigação do aipo.
- Alecrim: ação expectorante, diurética, destoxificante, antioxidante, anti-inflamatória, anticarcinogênica.
- Alface: as folhas são ricas em clorofila, ácido fólico (folato), vitamina C, potássio e certos fitoquímicos, como os flavonoides e lactucina. Tem ação desintoxicante e antioxidante. Baixo valor calórico.
- Alho e cebola: ação antioxidante, anti-inflamatória, anticarcinogênica, antifúngica, antibactericida e dislipidêmica, contêm vitaminas B_1, B_2, B_6, C e E, e ácidos graxos.
- Amaranto: rico em proteína, manganês, cálcio, fibra e contém muito mais fitonutrientes do que muitos outros grãos. Rico em riboflavina, vitaminas K, A, B_6 e C, e minerais como folato, ferro e magnésio.
- Ameixa seca: contém antocianidinas e flavonóis. Contém grandes quantidades de compostos fenólicos principalmente como ácidos neoclorogênico e clorogênico, que podem ajudar no efeito laxativo. Os compostos fenólicos auxiliam na prevenção de doenças crônicas. Fornece colina, vitaminas A e K, potássio e boro, este último importante para prevenção da osteoporose.
- Amora: contém potássio, folato, colina, β-caroteno, vitamina A, luteína, zeaxantina e antocianidinas, com poder antioxidante.

Apêndice

- Arroz: fonte de carboidratos que fornece 4 kcal/g na alimentação. Prefira sempre o arroz integral devido à maior presença de fibras, vitaminas e minerais.
- Atum: extremamente nutritivo, é rico em proteínas de alta qualidade e uma excelente fonte de nutrientes importantes, como o selênio, magnésio e potássio, além do complexo de vitamina B e os ácidos graxos do tipo ômega 3 (EPA e DHA). Importante para a função cardiovascular, problemas oculares e neurológicos.
- Aveia: rica em proteínas, fibras, principalmente β-glucanas que atuam favorecendo a função intestinal, controle de glicemia e concentrações do perfil lipídico no sangue.
- Azeite: contém ácido graxo monoinsaturado (oleico), polifenóis. Possui ação antioxidante, anticancerígena e auxilia na prevenção de doenças cardiovasculares.
- Banana: contém potássio, vitamina B6 e boa quantidade de carboidratos simples que fornecem energia.
- Batata: rica em carboidratos e amido. Fornece cerca de 80 calorias a cada 100 g de consumo. Contém água e fibra alimentar em grande proporção. As vitaminas como a do complexo B, C, E e K também estão presentes. É altamente rica em potássio e outros minerais, como cálcio, ferro, magnésio, manganês e zinco.
- Berinjela: possui antioxidante antocianina e potássio em grandes quantidades. Além disso, as fibras presentes na berinjela também ajudam na absorção do colesterol e glicose.
- Beterraba: contém potássio, cálcio, folato, betaína, betacianina e sódio. Importante seu consumo durante a gravidez.
- *Blueberry*: contém colina, vitamina A, β-caroteno, luteína, zeaxantina e antocianidinas, com poder antioxidante.
- Café: possui cafeína que é um estimulante do sistema nervoso central. Contém antioxidantes como ácidos clorogênicos que podem inibir inflamações e reduzir o risco de doenças cardiovasculares e outras doenças inflamatórias prolongadas. Prefira consumi-lo sem açúcar ou com o mínimo possível.
- Canela: ação calmante, antimicrobiana e antifúngica, antioxidante e anti-inflamatória.
- Capim-cidreira: possui efeito laxativo, pois melhora a motilidade e secreção gástrica. No sistema nervoso tem efeito calmante induzindo o sono, além de ação protetora no fígado.

- Cardamomo: melhora a motilidade e secreção gástrica, anti-inflamatório e tem ação diurética.
- Carne vermelha: rica em proteínas, vitaminas do complexo B e ferro. Consumir não mais do que 3 vezes por semana.
- Castanha-do-Brasil: rica em gordura vegetal de boa qualidade (monoinsaturada) que auxilia na prevenção de doenças cardiovasculares. É fonte de selênio, um nutriente necessário no combate dos radicais livres. Contém cálcio, magnésio, fósforo, potássio e zinco.
- Cenoura: fonte de carotenoides como β-caroteno, luteína e zeaxantina que possuem atividade antioxidante e contribuem para a boa manutenção da pele. Também fornece colina, potássio e vitamina A.
- Cereja: contém potássio, vitamina A, luteína, zeaxantina, antocianinas e compostos fenólicos. Possui atividade na neutralização de radicais livres.
- Chá branco: é o chá que apresenta maior concentração de polifenóis, entre outros antioxidantes. É bastante eficaz contra os radicais livres que causam perda de firmeza da pele. Por ser menos processado, suas propriedades ficam mais concentradas, o que acelera o metabolismo e ajuda a eliminar a gordura corporal.
- Chá de hibisco (*Hibiscus sabdariffa*): as partes utilizadas são as flores e folhas secas. Tem efeito levemente laxante e diurético, e também auxilia na má digestão.
- Chá verde: tem ação antioxidante e anti-inflamatória. Otimiza a produção de enzimas digestivas glutationa peroxidase, catalase, superóxido dismutase, aumenta o gasto energético e a oxidação das gorduras.
- Chocolate: fonte de carboidratos, manganês, potássio e magnésio. Possui antioxidantes (os flavonoides, em particular a epicatequina, que promove a saúde cardiovascular como resultado direto do efeito antioxidante sobre os mecanismos antitrombóticos). Prefira consumir os chocolates amargos ou meio amargos que possuem menor quantidade de gordura.
- Cogumelo (*champignon*): importante na culinária por seu sabor exótico e pelo seu valor nutricional. Possui baixa quantidade de gordura. É rico em fibras, proteínas, carboidratos e possuem quantidades significativas de vitaminas e minerais, como vitamina C, vitamina D, cálcio, iodo, entre outros.

- Couve: vegetal rico em cálcio, fósforo e ferro, minerais importantes na formação e manutenção dos ossos e na integridade do sangue. Contém vitamina A, importante para boa visão e pele; vitaminas do complexo B, importantes para evitar problemas do aparelho digestivo e sistema nervoso.
- *Cream cheese*: rico em proteínas, cálcio, vitamina D. Ajuda a prevenir doenças ósseas.
- Creme de leite: rico em gorduras, alto valor calórico, consumir com moderação.
- Cuscuz: alimento preparado de sêmola de cereais, principalmente o trigo. Rico em carboidratos complexos, proteínas e *mix* de minerais e fibras, dependendo da receita.
- Damasco: rico em vitaminas A e B, além de conter ferro em sua composição.
- Erva-cidreira (*Melissa oficinalis*): é utilizada como antiespasmódica, antinevrálgica e como calmante.
- Erva-doce (*Pimpinella anisum*): possui ação anti-inflamatória, antioxidante, antifúngica, atua na proteção contra úlceras gástricas. Facilita a digestão e pode aliviar cólicas intestinais.
- Espinafre: rico em fibras, auxilia no funcionamento do intestino e eliminação de toxinas. Fonte de carotenoides como luteína e zeaxantina. Possui atividade antioxidante. É fonte de cálcio, importante para a saúde óssea, vitamina K, magnésio e manganês.
- Extrato ("leite") de coco: rico em gordura saturada de origem vegetal. Possui vitaminas C, B1, B3, B5 e B6, sais minerais como cálcio, selênio, magnésio, fósforo, ferro, potássio, cobre, zinco e manganês e ainda proteína, arginina e ácido láurico. O ácido láurico garante propriedade antiviral, antifúngica, antibacteriana, digestiva, imunoestimulante e antioxidante. Age, ainda, contribuindo para regular os hormônios da tireoide e acelerar o metabolismo.
- Farelo de trigo: contém proteína, magnésio, fósforo, potássio, manganês, selênio, vitaminas do complexo B, luteína, zeaxantina e fibras.
- Farinha láctea: produto industrializado feito de farinha de trigo enriquecida com ferro e ácido fólico, açúcar, leite em pó integral, vitaminas (principalmente do complexo B) e minerais (cálcio e ferro), sal e aromatizante.

- Figo: rico em vitaminas A, B1 e B2, além de ferro, cálcio, magnésio, fósforo, potássio, sódio e cloro. Também contém vitaminas C e K, fibras dietéticas. Rico em antioxidantes, possui flavonoides e fenóis: catequina, rutina e ácido clorogênico. Possui efeito anti-inflamatório.
- Flocos de aveia fina: rica em fibras solúveis, principalmente as β-glucanas que trazem benefícios na redução dos níveis de colesterol. Fonte de complexo B, magnésio, fósforo e potássio.
- Framboesa: contém potássio, colina, folato, luteína, zeaxantina, antocianidinas, melhorando as defesas do sistema antioxidante.
- Frango: rico em proteínas de alto valor biológico, porém sua pele é fonte de gorduras e colesterol. O ideal é retirá-la para se alimentar.
- Gengibre (*Zingiber officinale*): aumenta as secreções gástricas melhorando a digestão, principalmente de alimentos gordurosos, também tem ação anti-inflamatória, antiemética e auxilia na circulação sanguínea.
- Gergelim: possui elevado valor nutricional em virtude da presença de vitaminas, principalmente do complexo B e de minerais como cálcio, ferro, fósforo, potássio, magnésio, sódio, zinco e selênio. As sementes fornecem óleo muito rico em ácidos graxos insaturados e, descascadas, tostadas e moídas, são utilizadas na produção de uma pasta espessa (manteiga) conhecida como "tahine", tradicionalmente empregada na culinária do Oriente Médio.
- Goiaba: fonte de vitamina C, aumenta significativamente a função do sistema imunológico. Além disso, a goiaba é um antioxidante poderoso que protege contra o estresse oxidativo, rica em licopeno. Também possui grandes quantidades de potássio, vitaminas B6, E e K, niacina, ácido fólico, ácido pantotênico e minerais, como cobre, manganês e magnésio.
- Granola: contém proteína, magnésio, fósforo, potássio, manganês, selênio, vitaminas do complexo B, luteína, zeaxantina e fibras.
- Grão-de-bico: fonte de carboidrato, tem um importante teor de proteínas de origem vegetal e baixo teor de lipídeos, sendo predominantemente monoinsaturado. Destaca-se o teor em folatos e vitamina B1, e quanto aos minerais, apresenta valores consideráveis de ferro, fósforo e potássio.

- Hibisco (folhas de *Hibiscus sabdariffa*): efeito diurético e desintoxicante.
- Hortelã (*Mentha piperita*): tem óleos essenciais ricos em mentol e carvona, utilizados para o relaxamento da musculatura do trato gastrointestinal. Aumenta a secreção biliar e possui ação no trato gastrointestinal, estimulando a motilidade e reduzindo a flatulência.
- Inhame: fonte importante de carboidratos, contém fibras e baixo índice glicêmico. Além disso, tem boas quantidades de vitamina C e vitaminas do complexo B (B1, B3, B5, B6 e B9), importantes para o funcionamento do organismo e também para ação do sistema imunológico. Apesar de possuir um teor baixo de gorduras, é rico em ácidos graxos monoinsaturados, que são importantes para redução do colesterol LDL.
- Iogurte: preparado pela fermentação do leite por *Lactobacillus*, gênero de bactérias, é rico em proteínas e cálcio. Também é uma boa fonte de vitaminas B2, B6 e B12, e minerais como sódio, potássio, magnésio e fósforo). Também pode conter gordura, dependendo do tipo de leite utilizado para o preparo do mesmo.
- Laranja: contém vitamina C e A, potássio, carotenoides como luteína e zeaxantina, flavanonas como hesperitina, naringenina que possuem atividade antioxidante e anti-inflamatória.
- Leite condensado: possui alto teor de carboidratos simples e gordura. Deve ser consumido com moderação. É o produto resultante da remoção parcial de água do leite, sendo frequentemente adicionado de açúcar.
- Leite integral: fonte de carboidrato (lactose), proteínas e gorduras saturadas. Contém fósforo, vitamina D e cálcio.
- Lentilha: rica em proteínas, ferro, vitaminas do complexo B e fibras. Os altos níveis de folato e magnésio podem proteger o coração.
- Limão: contém vitamina C, flavanonas como hesperitina, eriodictiol e naringenina melhorando as defesas do sistema imunológico. Oferece potássio, colina e folato.
- Linhaça: fonte de lignanas e ômega 3, cálcio, ferro, magnésio, fósforo, potássio, zinco, manganês, selênio, vitaminas do complexo B, folato, colina e tocoferol, tornando-se uma fonte rica de nutrientes e fibras.
- Maçã: contém quercetina, um flavonol que ajuda o corpo a usar o açúcar do sangue e que inibe a liberação de histamina, podendo

amenizar reações alérgicas. Fonte de antocianinas, que podem melhorar as defesas antioxidantes neutralizando radicais livres. Contém potássio, vitamina A, luteína e zeaxantina.

- Maionese: é um molho à base de óleo e ovo, com a forma de uma emulsão, preparado a frio e condimentado com vários temperos. Possui grande quantidade de gordura e deve ser consumida com menor frequência.
- Mandioca: fonte de carboidratos complexos, alimento energético que contém vitaminas A, B1, B2 e C.
- Manga: fonte de vitamina A, caroteno e potássio.
- Manjericão: erva nutritiva, fonte de fibra dietética e de proteína. Contém principalmente água. Possui vitaminas A, B, C, E e K. É fonte de minerais, como zinco, cálcio, manganês, magnésio, ferro e potássio.
- Manteiga: contém níveis de caroteno, vitaminas A, D, E e K, bem como os seguintes minerais, manganês, crômio, iodo, cobre, zinco e selênio. Sua grande quantidade de gordura saturada é um alerta para o consumo moderado.
- Maracujá: contém vitaminas A e C, e potássio. É fonte de carotenoides que melhoram as defesas contra o estresse oxidativo.
- Mel: rico em frutose, diminui a vontade de comer doce e equilibra o pH do sangue. Possui ação antioxidante, anti-inflamatória, antimicrobiana e imunoestimulante.
- Melancia: fonte de licopeno, um carotenoide que age na neutralização de radicais livres, protegendo o envelhecimento das células, câncer de próstata e doenças cardiovasculares. Contém β-caroteno e vitamina A, que são bons para visão e sistema imunológico.
- Mexerica: fonte de vitaminas A e C, folato, caroteno, luteína, zeaxantina, flavanonas que melhoram as defesas do sistema antioxidante, auxiliando na neutralização de radicais livres.
- Milho verde: fonte de energia, proteínas, fibras, carboidratos e vitaminas do complexo B. Possui vários sais minerais, como ferro, fósforo, potássio e zinco. No entanto, é rico em ácido fítico, que dificulta a absorção desses sais.
- Molho de soja: produto industrializado, contém carboidrato e é rico em sódio. Deve ser consumido com cautela.
- Morango: contém ácido elágico que possui atividade anticarcinogênica, flavonóis e vitamina C que tem função antioxidante, além de fornecer potássio e folato.

- **Mostarda:** suas folham apresentam quantidades de fibra dietética e é uma excelente fonte de vitaminas K, A, C, E, complexo B e folato. Também estão presentes minerais como cálcio, manganês, ferro, fósforo e magnésio. Muito rica em antioxidantes, fonte de flavonoides, indóis, sulforafano, carotenoides, luteína e zeaxantina.
- **Noz-moscada:** elevadas quantidades de fibra dietética. É rica em minerais, como cálcio, potássio, fósforo, e magnésio; moderadas quantidades de zinco, cobre, ferro, manganês e selênio. Fonte de vitaminas A, B6 e C, tiamina, riboflavina, niacina, colina e ácido fólico. Contém boa quantidade de ácidos graxos e óleos essenciais.
- **Nozes:** contêm vitamina E, que tem ação antioxidante, potássio e vitaminas do complexo B.
- **Orégano:** possui óleo essencial, constituído por uma mistura do cimeno, carvacrol, linalol, cimol, terpeno, um princípio amargo, matérias graxas etc. Apresenta ação antifúngica.
- **Ovo:** bom para a saúde ocular por possuir grandes quantidades de caroteno e vitamina A. Fonte rica de proteína animal; ácido fólico, ferro, zinco, proteína, fósforo, manganês e potássio. Fonte presente de colina. Atentar a grande quantidade de colesterol que a gema possui.
- **Pães integrais:** boa fonte de carboidratos complexos. Apresentam alto teor de niacina, riboflavina e outras vitaminas do complexo B, alguns tipos fornecem ferro e cálcio, além de fibras e minerais.
- **Palmito:** rico em cálcio, ferro, fósforo, potássio e magnésio. Possui vitaminas A, B (principalmente a riboflavina) e C. Além disso, é fonte de fibras, importantes para a regulação e bom funcionamento intestinal.
- **Peixe:** excelente fonte de proteína, ferro e outros minerais, além de conter ácidos graxos ômega 3. Alguns tipos são ricos em vitamina A. O consumo de peixe três vezes por semana é associado a menor risco no desenvolvimento de doenças cardíacas.
- **Pepino:** contém potássio, vitamina A, fibras, luteína e zeaxantina.
- **Pera:** contém fibra, colina, vitamina A, luteína, zeaxantina, antocianidinas e flavonóis, atuando desta forma no combate dos radicais livres.
- **Pimenta:** ação anti-inflamatória, previne o acúmulo de colesterol e triglicérides no fígado, ação anticarcinogênica.
- **Pimenta-dedo-de-moça:** contém capsaicina com propriedades antioxidantes, prevenindo doenças cardíacas crônicas, diabetes,

câncer e envelhecimento precoce. Possui vitaminas A, C e E, além de flavonoides que neutralizam os radicais livres.
- Pimenta-do-reino: ajuda na digestão alimentar, azia e prisão de ventre devido à estimulação das enzimas digestivas. Contém piperina, substância que aumenta a absorção de micronutrientes.
- Pimentão: a coloração vermelha e/ou amarela possui mais nutrientes. É rico em vitaminas A e C. Contém compostos bioativos (flavonoides) que possuem efeito anti-inflamatório, analgésico e antioxidante.
- Pistache: alimento com alto valor energético devido à presença de carboidratos, gorduras, proteínas e fibras dietéticas. Possui várias vitaminas e minerais, como o cálcio, ferro, zinco e magnésio.
- Queijos: são ricos em proteínas, cálcio, sódio e vitaminas D e A. Prefira os queijos mais magros.
- Quinoa: cereal que possui um conjunto completo de aminoácidos essenciais (fonte de proteína), além de vitaminas B1 (tiamina), B2 (riboflavina), B6 e B9 (ácido fólico). Possui também fibra dietética, magnésio, fósforo, manganês, selênio, ferro, potássio, cobre e zinco. Contribui para o funcionamento do hábito intestinal, saciedade e função imunológica.
- Ricota: derivado de queijo de massa mole, fresca e com baixo teor de gordura. É preparada com o soro, e não o coalho. Possui um alto teor de soro-proteínas (α-lactoalbumina, β-lactoglobulina), vitaminas A e D, cálcio e potássio.
- Romã: devido ao seu alto teor de fitoquímicos, como ácido elágico, a romã possui efeito antioxidante, antimicrobiano, anticarcinogênico, além de proteção cardiovascular. Contém magnésio, fósforo e é rica em potássio.
- Rúcula: contém vitaminas A e C, sais minerais, principalmente cálcio e ferro. Também é um excelente estimulante de apetite.
- Salsa: contém cálcio, magnésio, vitaminas C, A e K, β-caroteno, luteína, zeaxantina, potássio e flavonas, as quais têm ação antioxidante.
- Sal marinho: diferente do sal refinado, o sal marinho, por conter maior teor de magnésio, ajuda na produção de enzimas, transmissão nervosa, formação óssea, resistência a doenças cardíacas e criação de esmalte para os dentes.
- Soja: rica em proteínas, fibras e cálcio. Destaca-se pelo conteúdo de isoflavonas, um fitoquímico capaz de melhorar os sintomas

da menopausa por participar da produção, do metabolismo e da ação dos hormônios sexuais. Também está presente o fósforo, que auxilia na manutenção do cálcio nos ossos; e a vitamina K, necessária para o mecanismo de coagulação sanguínea.

- Tâmara: possui grandes quantidades de selênio, manganês, cobre e magnésio. Contribui para a saúde óssea e na função imune. Suas fibras ajudam na constipação. Também contém cálcio, enxofre, ferro, potássio e fósforo.
- Tomate: contém vitaminas A e C, folato, potássio e licopeno. Tem ação antioxidante e anticancerígena.
- Uva: baixo valor calórico, fonte de vitaminas B, C, E e K, ferro, magnésio, cálcio, fósforo, potássio e zinco. O resveratrol e quercetina são os flavonoides presentes na uva, que atuam como antioxidantes e têm papel fundamental para prevenção de doenças cardiovasculares.
- Uva-passa: contém potássio, flúor, colina e polifenóis que reduzem o estresse oxidativo e processos inflamatórios.
- Vinagre: baixo valor calórico, quando feitos de fermentação de frutas, apresentam maior característica antioxidante. O do tipo balsâmico possui propriedades digestivas.

LEITURA RECOMENDADA

BELIVEAU, R.; GINGAS, D. *Os alimentos contra o câncer*. Petrópolis-RJ: Vozes, 2007.

BELL C., HAWTHORNE, S. Ellagic acid, pomegranate and prostate cancer – a mini review. *J. Pharm Pharmacol. 2008, 60(2):139-144*.

CARRERO, D. M. *Entendendo o processo alimentar*. São Paulo: VP, 2008.

CORÓ, G. C. French dessert from the 1950s to the 2000s: *Trends, consumption and patrimony*. História: questões & debates. Curitiba: UFPR, n. 54, p. 193-226, jan./jun. 2011.

CUTHBERT P., Wilson L. C. Sucos para o dia todo. São Paulo: Rideel, 2005.

DAVID, E. *Cozinha regional francesa*. São Paulo: Cia. das Letras, 2000.

DITTER, M. *Especialidades francesas*. Portugal: Könemann, 2001.

FLANDRIM, J. L.; MONTANARI, M. *História da alimentação*. Rio de Janeiro: Estação Liberdade, 1998.

GROTTO, D. *101 alimentos que podem salvar sua vida*. São Paulo: Larousse, 2007.

JURENKA, J. S. Therapeutic applications of pomegranate (Punica granatum L.): a review. *Altern. Med. Rev. 2008, 13(2):128-144*.

KALLUF, L. *Fitoterapia funcional*. São Paulo: VP, 2008.

KHAN, S.A. The role of pomegranate (Punica granatum L.) in colon cancer. *Pak J. Pharm. Sci. 2009, 22(3):346-348*.

LINGUANOTTO, N. N. *Dicionário gastronômico ervas & especiarias.* São Paulo: Editora Boccato, 2003.

LIU, R. H. Potencial synergy of phytochemicals in cancer prevention: mechanism of action. *J. Nutr.* 2004, 134 (12): 3479-3485.

MARTÍNEZ, M. C. Biological properties of onions and garlic. *Food science and techonologic.* 2007, 18: 609-625.

MCINTRE, A. *Bebidas que curam.* São Paulo-Barueri: Manole, 2001.

MORO, F. C. *Veneza: o encontro do oriente com o ocidente – arqueologias culinárias.* Rio de Janeiro: Record, 2003.

PACHECO, M. *Tabela de composição dos alimentos e medidas caseiras – guia de bolso.* 2. ed. Rio de Janeiro: Rubio, 2013.

PINHEIRO, A. B. V.; LACERDA, E. M. A.; BENZECRY, E.H.; GOMES M. C. S.; COSTA V. M. *Tabela para avaliação de consumo alimentar em medidas caseiras.* 5. ed. Rio de Janeiro: Atheneu, 2008.

SESC – Serviço Social do Comércio. *Noções básicas sobre alimentação e nutrição.* 2003.

TONATO, C. Alimentos funcionais. *Revista Einstein, Educ. Cont. Saúde.* 2007, S (3): 97-99.

UNICAMP – Universidade de Campinas; NEPA – *Tabela brasileira de composição de alimentos – Núcleo de Estudos e Pesquisas em Alimentação (NEPA) – Unicamp.* 4. ed. rev. e ampl. São Paulo-Campinas: NEPA-UNICAMP, 2011.

UNITED STATES DEPARTMENT OF AGRICULTURE. Agricultural research service. *USDA Food Composition Databases.* 2016.

WRIGHT, J.; TREUILLE, E. *Todas as técnicas culinárias Le Cordon Bleu.* São Paulo: Marco Zero, 2002.